돌려보내면
안 되는
외래환자

김영설, 이상열 옮김

군자출판사

돌려보내면 안 되는 외래환자

첫째판 인쇄 | 2014년 9월 11일
첫째판 발행 | 2014년 9월 18일

지 은 이 마에노 데쓰히로
옮 긴 이 김영설 · 이상열
발 행 인 장주연
출 판 기 획 김도성
편집디자인 박은정
표지디자인 전선아
일 러 스 트 한송이
발 행 처 군자출판사
　　　　　등록 제 4-139호(1991. 6. 24)
　　　　　본사 (110-717) 서울특별시 종로구 창경궁로 117(인의동 112-1) 동원회관 BD 6층
　　　　　전화 (02) 762-9194/5　　팩스 (02) 764-0209
　　　　　홈페이지 | www.koonja.co.kr

ISBN 978-89-6278-893-8

정가 24,000원

Prologue (역자 서문)

　"신의 손"을 가지고 있다고 하는 외과의사의 미려한 수술 장면을 보면 "정말 예술이구나"라는 감탄이 절로 나온다. 내과의사에서도 같다. 환자의 몸에 손도 대지 않고 단시간 내에 환자의 문제점을 알아내고 화려한 검사 소견도 없이 진단에 도달하여 거침없이 치료 방침을 제시하는 의사의 진료 모습을 보면 예술의 경지를 넘어선다고 생각하게 된다. 한 치의 실수나 착오도 없는 이런 의사의 모습은 모든 의사들의 꿈이다. 그러나 이런 수준에 도달하기 위해서는 정말 많은 노력과 시간이 필요하며 수 많은 좌절과 불면의 밤을 보내야 한다. 왜 이렇게 완벽한 의사가 되는 길은 멀고 험한지 의문이 드는 것도 사실이다. 그것은 의학의 깊이와 넓이는 너무나 방대하며 더욱이 매일 새로운 사실이 쏟아져 나오기 때문일 것이지만, 한편으로 효과적인 의학 교육 체계나 기술 훈련 방법의 부족도 생각할 수 있다. 이런 아쉬움에서 탄생한 것이 이 책이며, 이 소책자는 훌륭한 의사가 되기 위한 기본적 기법을 제시하고 있다. 물론 책을 읽고 암기하는 것만으로는 부족하며 실제 임상에 적용하도록 훈련을 쌓아야만 환자에게 진정으로 도움이 되는 의사가 되는 길을 걷게 될 것이다.

　임상 상황의 현장 중계 같은 책을 읽으면서 처음으로 외래 진료를 담당하는 의사에게 정말 많은 도움이 되겠다는 생각이 들었다. 경험이 많은 고참 의사가 감별 진단을 통해 최종 진단에 이르는 노하우를 제시하고 있을 뿐 아니라, 시간적 여유가 없는 외래 진료에 바로 적용할 수 있는 각종 진단 기준을 제시하여 오진의 늪에 빠지지 않도록 안내하고 있다. 이 책을 통해 젊은 의사의 진료 역량이 크게 향상되어 우리나라 의학이 더욱 발전되기를 바란다.

경희대학병원 내분비내과 김영설 · 이상열

Prologue (원저 서문)

"이런 환자를 왜 돌려보냈지?" 외래 진료를 시작한지 얼마 안된 무렵 지도전문의에게 이렇게 꾸중듣고 이유도 모른채 괴로워한 경험은 없는지?

외래와 병동은 환자의 임상 정도나 추구하는 진료 목표가 다르다. 그러나 의사 양성 과정에서 외래 진료 기법에 대해 충실하게 트레이닝 받을 절대적 기회가 적은 것이 현실이다. 병동 중심의 수련 밖에 경험이 없는데, 고년차가 되면 지도전문의가 "무슨 일이 있으면 상의해" 라는 말을 전하고 갑자기 혼자서 외래에 내던져지는 경우가 많다.

이런 방법으로도 많은 환자를 보게 되면 그런대로 실력이 붙을 것이라고 생각할지 모른다. 물론 그럴 수도 있지만, 제대로된 외래 진료 능력을 몸에 익히기에는 이 것만으로 충분하지 않다. 외래에는 경증 환자가 압도적으로 많기 때문에, 일생 동안 경험한다 해도 '돌려 보내면 안 되는 환자' 를 남김없이 경험할 수 있다고 생각할 수 없다. 또 부적절하게 진료했다고 해도 제대로 피드백을 받지 않으면 절대 개선되지 않는다. 예를 들어, 치명적 경과를 초래할 가능성이 10%인 환자를 진료했다고 하자. 물론 이 것은 '돌려 보내면 안 되는 환자' 이지만, 그것을 깨닫지 못하고 그대로 귀가시켜도 90%에서는 큰일이 되지 않으니까, 다행히 아무 일도 없었던 경우에 '사실은 돌려 보내면 안 되었다' 를 눈치채지 못하고 끝나게 된다. 즉 자신이 혼자서 진료를 완결하는 외래 진료에서 "무슨 일이 있으면 지도전문의에게 상의한다" 라는 형태로는 외래 진료 능력에서 가장 중요한 "무슨 일이 있으면"을 소홀히하지 않는 감각을 연마하기 어렵다.

외래 능력을 연마하는 가장 좋은 방법은, 각 환자에 대한 사고 과정을 충분히 교육 받는 것이다. 그러나 유감스럽게도 이런 교육을 시행할 수 있는 병원은 많지 않다. 따라서 외래 진료의 최소 요건이라 할 수 있는 "돌아가면 안되는 환자를 돌려 보내지 않는다" 에 초점을 맞추어, 많은 환자에 공통되는 일반 원칙(general rule)의 엣센스를 정리하면, 처음 외래를 담당하는 전공의의 역할을 확립할 수 있을 것이라는 개념으로 이 책이 집필되었다.

이 책은, 1장: 총론, 2장: 증상별 각론, 3장: 증례 검토 등 3장으로 구성되어 있다. 1장에서는 외래 진료라는 상황 설정을 의식하여 임상적 결단에 필요한, 임상의사의 실천적 사고 회로에 대해 기술했다. 또한 이 책에서는 임상 추론에 흔히 이용되는 '가설적 연역법' 이나 '휴리스틱(heutistic)' 같은 방법은 되도록 사용하지 않고, 가능하면 쉬운 말로 설명하도록 노력했다. 이것은 초심자가 직감적으로 이해하기 어려운 용어 사용이 임상 추론을 멀리하는 요인의 하나가 되어 왔다는 필자의 경험에 근거한다. 따라서 학문적으로 일부 정확히 기술되지 못한 부분이 있지만, 그런 부분은 전문 서적을 참고하기 바란다.

2장은 일상 진료에서 만날 가능성이 높은 증상 중 '돌려 보내면 안되는' 상황의 요점에 대해, 각각의 general rule을 2 페이지에 들어가도록 간결히 정리했다. 3장은 '돌려 보내면 안 되는' 환자의 증례집이다. 현장감을 살릴 수 있도록 전공의와 지도전문의가 대화하는 형식으로 정리했다. 집필은 최근 전공의 시절에 경험한, 현재 임상 제일선에서 활약하는 젊은 선생님들께 부탁했으며, 그 내용은 모두 매우 중요한 clinical pearl이므로, 지금부터 외래 진료를 시작하려는 전공의가 이 책을 활용하여 외래 진료의 감각을 익히면 좋을 것이다.

이 책의 편집은 외래를 시작한지 얼마 안된 전공의가 곧바로 사용할 수 있도록 철저히 실무적으로, 그리고 다소 엄격성이 부족한 부분이 있더라도 요점을 간결 명료하게 기술하도록 노력했다. 필자 자신도 초조하게 외래에 투입되었던 날을 생각하면서, 당시의 내 자신에게 도움을 준다는 생각으로 작업을 진행했다. 외래 진료의 엣센스를 요약한 실천서인 이 책은, 고년차 전공의 이외에 지금까지 적절한 트레이닝을 받을 기회가 부족했던 의사, 지금부터 외래 진료를 배우려는 학생이나 전공의, 그리고 지도전문의의 수련 교육에도 도움이 될 것으로 생각하고 있다. 이 책이 외래 진료를 담당하는 모든 의사의 능력 향상에 도움이 되기를 희망한다.

마에노 데쓰히로

Contents

03 증례 탐구

Contents

Column Contents

Chapter 01

외래에서 사용하는 general rule

외래에서 사용하는 general rule 1

외래에서 필요한 임상적 결단

의사의 트레이닝은 주로 병동에서 시행되고 있다. 특히 초기 수련기에 외래 진료에 대해 맨투맨 교육을 받게 될 기회는 매우 적다. 그런데 고년차가 되자 갑자기 외래 진료를 담당하게 되어 당황한 경험을 가진 전공의가 많을 것이다. 실제로 외래는 병동과 사정이 다르며, 환자의 호소도 다양하여 잘 모르겠는데다가, 진단되지 않은 환자를 어떻게 진료해야 좋을지도 알 수 없다. 외래 진료가 끝나고 입원하지 않는 환자는 집으로 돌아가므로(당연하지만) 다음에 지도전문의가 봐 줄 수도 없다. 자신의 생각대로 외래 진료를 해낼 수 있게 되려면 어느 정도의 진료 능력이 필요할까?

여기서는 외래 진료의 특징과 외래에 특화된 임상적 결단의 사고 논리에 대해 설명한다.

● 병동과 외래의 차이

외래 진료와 병동 진료는 여러 점에서 크게 다르다(표 1).

병동 진료는 대부분 명확한 진단(게다가 입원이 적응되는 중증 질환)이 있으며, 이에 대한 정보를 가지고 입원하게 된다.

따라서 환자의 평가에 주저함이 없으며 치료 방침도 명확히 결정할 수 있다. 이에 비해 외래 진료(초진)는 환자가 어떤 질환을 가지고 있는지, 실제로 만나 볼 때까지 전혀 알 수 없으며, 초진 시 반드시 진단이 확정된다고도 할 수 없다. 또한 중증도가 다양하여 진료실에 들어온 환자가 단순한 경과 관찰만으로

표 1 외래 진료와 병동 진료의 차이

	병동 진료	외래 진료(초진)
확정 진단	거의 확정되어 있다	확정되어 있지 않다
질환의 중증도	중증이 많다	경증이 많다
응급성	높은 경우가 많다	낮은 경우가 많지만 일부 응급 환자 존재
기질성/비기질성 질환	거의 기질성 질환이다	약 반수는 비기질성 질환이다
예상외 사태에 대응	즉시 가능	의료 기관 접근에 시간이 걸린다
관리	의료 전문직의 반복된 관찰·치료 관리하이다	자택에서 환자·가족의 관찰·행동에 위임된다
진료 시간	일반적으로 비교적 시간이 있어, 여러 차례 (매일) 가능하다	일반적으로 짧고 간격도 길다

좋을지, 아니면 응급 입원이 필요한 환자인지 불확실하다. 이 예측 불능성이 외래 진료의 큰 특징이다.

게다가 외래 진료는 병동 진료에 비해 다양한 제약이 있다. 일단 귀가시키면 다음 번 진료까지 의사의 눈길이 미치지 않기 때문에 어떤 사건이 일어나도 충분히 대응하기 어렵다. 때로 예약을 취소하여 다시 진료를 받지 않는 경우도 있다. 그러나, 그렇다고 해서 "무슨 일이 있을지 걱정되기 때문에" 라는 막연한 이유에서 입원시킬 수도 없다. 보다 확실한 증거를 갖고 싶어도 검사 결과는 1주 후가 아니면 알 수 없다—이런 상황에서 외래 담당 의사는 이 환자를 돌려보내도 좋은지, 돌려보내면 언제 재진시켜야 하는지 결단을 내려야만 한다.

이와 같이 병동 진료와 외래 진료는 대처해야 하는 상황이나 추구해야 하는 진료 목표가 다르다. 따라서 이미 누군가가 '돌아가면 안 된다' 라고 판단하여 입원시킨 환자만을 병동에서 담당하면, 외래 진료에 필요한 스킬을 몸에 익힐 수 없다. 어디까지나 외래 상황을 설정하여 외래에 특유한 사고 논리를 배우는 것이 필요하다.

● 진단적 접근

진단에 대한 접근법을 사건에서 범인을 체포하는 것에 비유하면, 그 방법은 크게 2가지로 나눌 수 있다. 하나는 범인으로 생각되는 용의자를 두고, 그 용의자의 '알리바이는?', '범행 동기는?' 과 같이 증거를 굳혀 가는 방법이다. 다른 하나는, '그 지역의 사정에 밝은 사람', '왼손잡이…' 처럼 범인의 조건에 따라 용의자를 좁혀나가 마지막에 범인을 확정하는 방법이다.

앞의 방법은 먼저 생각할 수 있는 진단명을 하나 제시하여 그것을 검증해 나가는 방식이며 각각의 장점과 단점이 있다. 장점은, 단 한가지를 제시하여 최단거리로 진단 되면 필요 없는 검사를 시행하지 않고 곧바로 치료를 진행할 수 있으며, 단번에 진단되면 의사의 만족도도 높고 무엇보다 간호사나 환자로부터 존경의 시선을 받게 된다.

그런데 이 방법은 위험한 경우도 많다. 처음에 진단명이 맞으면 좋지만, 그것이 배제되면 올바른 진단에 이르기까지 불필요하게 우회하게 되고, 외래 담당의가 올바른 진단을 생각할 수 없으면 언제까지나 진단되지 못해 방치되는 경우도 있다. 진단 가설이 순간의 생각이나 과거 경험에 좌우되기 쉬우며, "진단은 ○○이다!" 라고 사고를 고정시키면 그 진단으로 설명할 수 없는 정보가 있더라도 그것을 무시하고 무리하게 억지를 써 결과적으로 잘못 판단할 위험을 가지고 있다. 원래 초진 시 진단되지 않는 경우도 많다.

한편 임상 정보를 늘어놓고, 감별 진단 리스트 중에서 진단을 좁혀 가는 방법은 진단을 놓치는 것을 확실히 줄일 수 있으며, 정확하게 진단되지 않더라도 "대강 이 범위에 답이 있을 것이다" 또는 "적어도 이 중에 응급성이 높은 질환은 없을 것이다" 등으로 추정할 수 있는 장점이 있다. 그러나 효율적으로 좁혀가지 않으면 최종 진단에 이르기까지 시간과 노력이 많이 드는 단점이 있다.

외래 진료에서는 환자에 따라 두 가지 방법을 선택하게 된다. 예를 들어, 전형적인 대상포진처럼 보기만해도 진단이 되는 경우(snap diagnosis라고 부른다)도 있고, 좀처럼 진단이 되지 않아 수많은 감별 진단 리스트를 하나씩 이 잡듯이 뒤져 나가야 하는 경우도 있다. 이 중 어느 방법이 뛰어나다고 할 수 없으며 외래 담당 의사는 어느 쪽으로나 접근할 수 있는 스킬을 가져, 필요에 따라 구분하여 사용할 수 있어야 한다.

실제 가장 많이 이용되는 방법은 양자를 조합하는 것이다. 즉 병력, 신체 소견 등의 임상 정보에서 진단의 열쇠가 되는 정보를 파악하고, 그것을 키워드로 감별 진단을 몇 개 정도로 좁혀 그것을 하나씩 검증해 나가는 방법이다. 자세한 방법은 나중에 다시 설명하겠지만, 이 방법은 효율과 확실성을 겸비하고 있어 이제 막 외래 진료를 시작하려는 전공의라면 먼저 이런 사고 방법에 익숙해질 필요가 있다.

● 외래 진료에서 "결단"

의과대학 학생이 치루는 시험 문제는 설문의 문장을 읽으면(지문에 제대로 답할 수 있을지와 별개로) 어떤 질환의 환자인지 대부분 짐작할 수 있다. 초기 전공의가 병동에서 담당하는 환자도 대부분 입원 전에 진단되어 있다. 그 진단을 근거로 치료 방침을 생각하면 좋고 비교적 예측하기도 쉽다.

한편 외래 진료에서는, 진료 시 바로 진단되지 않으며, 게다가 초진 외래에서 진단이 확정되지 않는 경우도 많다. 그런데도 '돌려보낼 수 있을지' 라는 결단을 반드시 내려야만 한다. 이 결단이 없으면 외래 진료를 끝낼 수 없으며, 진단이 되거나 되지 않는 것과 관계없이 그 자리에서 반드시 '돌려보낼 수 있을지' 를 결정해야 한다. 즉, 이 책의 타이틀인 '돌려보내면 안 되는 외래환자' 를 제대로 판단할 수 있는 것이 외래 진료의 최소 요건이며 매우 중요한 능력이다.

● 외래 진료의 "비법"은?

지금까지 외래 진료의 특징과 임상 결단의 고려에 대해 설명했다. 외래 진료의 "비법"을 한마디로 말하면 "바쁜 외래에서 효율적으로 진단을 좁혀가는 것이며, '돌려보내면 안 되는 환자' 를 절대 놓치지 않는다" 는 것이다. 이 책에서는 이런 개념에 따라 외래 진료에서 증상 진단에 대한 기본적 고려와 바쁜 외래에서 이를 실천하기 위한 기술에 대해 설명하려고 한다.

외래에서 사용하는 general rule **2**

임상 결단의 과정

대부분의 외래에서 임상 결단은, ① 정보 수집, ② 해석, ③ 감별 진단 리스트 작성, ④ 진단을 좁혀감, ⑤ 임상 결단의 순서로 진행된다. 여기서는 이 과정에 대해 구체적으로 설명하고자 한다.

● 정보 수집

빠짐없이 정보를 모으기 위한 "LQQTSFA" · · · · · · · · · · · ·

임상 결단에 필요한 정보는 환자에 따라 다르지만 어떤 증상에도 표 2의 7가지 항목에 따라 병력을 청취하면 큰 잘못 없이 전체 정보를 얻을 수 있다.

이 LQQTSFA 이외에 OPQRST (Onset, Provocation, Quality, Radiation, Severity, Time course)로 기억하는 방법도 있으나, 기본 개념은 같아 어느 것이나 기억하기 쉬운 것을 사용하면 좋다.

표 2 LQQTSFA

L	Location	부위
Q	Quality	성상
Q	Quantity	정도
T	Timing	시간 경과(발생 시기, 지속 시간, 빈도, 변화 등)
S	Setting	발생 상황
F	Factors	관해, 악화 인자
A	Associated symptoms	동반 증상

실시간으로 감별 진단을 진행한다 · · · · · · · · · · · · · · ·

의료 면담의 시작은 개방형 질문(open-ended question)을 적극적으로 이용하여 환자의 호소를 경청하는 것으로, 이는 환자와의 신뢰 구축이라는 점에서 매우 중요하다. 그러나 환자의 이야기를 그대로 진료 기록에 써두는 것만으로는 진단을 내린다는 의미에서 아직 완전하지 않다. 예를 들어, 숨이 차다는 주소로 진료 받는 환자가 대변이 검다고 말했다면 위장관 출혈을 의심할 수 있는 유용한 단서이지만, 환자에게 증상에 대한 이야기를 아무리 자세히 들었다고 해도 대변의 성질과 상태에 대해 환자

스스로 언급할 가능성은 낮다.

외래에서 환자의 이야기를 제대로 경청하면서, 동시에 머릿속에서 실시간으로 감별 진단 리스트를 작동시키며, 진단의 열쇠가 되는 정보를 정리한다. 그리고 환자가 대충의 이야기를 끝낸 후에 요령 있게 질문을 던져 필요한 정보를 효율적으로 모아 간다. 그 후, '얻은 정보를 근거로 감별 진단 리스트를 수정하고, 다시 더 필요한 질문을 한다…'라는 사이클을 반복하여 병력을 최종 완성한다.

이와 같이 감별 진단은 병력을 모으고 나서 시행하는 것이 아니라 모으면서 동시에 시행하는 것이다. 극단적으로 말하면 진단은 환자가 제출한 문진표를 보자마자 시작되는 것이다(예진 제도가 없는 병원에서는 처음 온 환자가 진료를 기다리는 동안 간단한 문진표를 기록하게 하면 좋다). 단지 환자의 이야기를 들어 단순히 써두는 것과(이른바 "장부 기록"), 병력 청취와 동시에 감별 진단을 생각하면서 적절한 질문을 던지는 것은 병력 정보의 깊이가 전혀 다르다.

"OO이 없다는 정보가 있다"는 것도 중요 · · · · · · · · · · · · · · ·

진단의 분기점이 되는 중요한 정보가 "발열이 있다", "설사가 있다" 처럼 "OO라는 증상이나 소견이 존재한다"라는 양성 정보만은 아니다. 즉, "몸을 움직여도 통증이 심해지지 않는다" 처럼 "(감별해야 할 질환에서 보통 나타나야 할) OO이 존재하지 않는다"라는 음성 정보가 경우에 따라 양성 정보와 같거나 그 이상으로 중요한 의미를 가질 수 있다. "양성이나 음성 정보가 없다"와 "음성이라는 정보가 있다"는 병력의 가치는 완전히 다르다.

많은 경우 환자가 스스로 음성 정보에 대해 언급하는 경우가 적기 때문에 정보를 모을 때 의사가 정확히 질문하여 필요한 정보를 모으지 않으면 안된다. 정확하게 질문하기 위해서는 앞에서 설명한 "병력을 청취하면서 실시간으로 감별 진단을 진행한다"는 스킬이 필요한 것은 당연하다.

현병력 이외의 정보를 모은다 · · · · · · · · · · · · · · · · · · ·

환자의 과거력, 가족력, 생활력 등의 정보는 바쁜 외래에서 무심코 소홀히 하기 쉽지만, 질환의 사전 확률 추측에 매우 중요한 정보이므로 귀찮아 하지 말고 루틴으로 모으는 습관을 붙여야 한다. 약제 복용력은 지금까지 받아 온 치료 내용을 알기 위해 중요한 단서가 되며, 알레르기 병력을 확인하지 않고 치료하여 부작용이 나타난다면 큰 문제가 될 수 있다. 건강 검진을 받은 병력도 잊지 않고 확인해야하며, 환자가 과거력에 "당뇨병이 없다"라 말하더라도, 자각 증상이 없을 뿐이고 실제 수년 전부터 혈당 수치가 높았을지 모른다. 체중이 감소된 환자가 작년의 위암 검진에서 이상을 지적 받았으나 방치하고 있었는지도 모른다. 이번 검사에 이상치가 있으나, 과거의 건강 진단에서 특별히 지적받지 않았으면, 몇 년간 계속된 비정상적인 상태는 아닌 것으로 짐작할 수 있다. 이것은 감별 진단을 생각하기 위한 중요한 단서이다.

모든 정보를 모은다 ·

외래의 임상 결단에는 의학적 진단 이외에 사회적 요인(예: 혼자 살고 있음, 병원에 다니기 어려움 등)이나 환자의 해석 모델 또는 요구도 크게 관여한다. 정보를 모을 때 단지 의학적 정보뿐 아니라 이런 정보에 대해서도 확실히 확인해 둔다.

그런데 환자가 주저하여 의사에게 좀처럼 이야기하지 않으려 하는 것이 많기 때문에 의사는 환자의 말과 행동에 대해 안테나를 펼쳐야 한다. 그리고 조금이라도 의문을 느끼면 그 주제에 적극적으로 알아 보아야 한다. 예를 들어, 수년간 계속된 증상을 주소로 이번에 진료 받는 경우, 왜 다른 날이 아니라 오늘 진료받게 되었는지 묻는다. 그러면 "TV의 건강 프로그램을 보고 OO병이 걱정되었다" 같은 정보를 얻을 수 있고, 환자의 해석 모델이나 가지고 있는 불안이 밝혀지게 된다.

의료 면담의 3가지 역할을 잊지 않는다 · · · · · · · · · · · · ·

최근에는 문진이 아니라, 의료 면담(medical interview)이라는 용어가 흔히 사용되고 있다. 양자의 차이를 보면, 문진은 "묻는 진료" 라는 의미대로 의사가 직접 질문하여 필요한 정보를 얻는다는 뉘앙스를 가지는 반면, 의료 면담은 1) 신뢰 관계의 구축, 2) 환자 이해를 위한 정보 수집, 3) 환자에게 교육과 치료 동기부여 등 3가지 역할을 포함하고 있다.

외래 진료에서도 단순히 "문진" 만으로 끝내는 것이 아니라, 의료 면담을 시행할 필요가 있다. 즉, ① 환자의 고통이나 불안에 대해 충분히 경청하여, ② 감별 진단을 위해 모아야 할 정보를 생각하고, ③ 치료 방침과 그것을 어떻게 설명해야 할지 생각하며 환자와 면담을 진행해야 한다.

이렇게 말하면 매우 힘든 일처럼 들리지만, 자동차를 운전할 때 엑셀레이터를 밟으면서 운전대를 돌리고 동시에 사이드미러를 확인하는 동작과 같아, 익숙해지면 자연스럽게 동시 진행이 가능해진다 (그런데, 의사에게 여유가 없다면 무심히 "문진" 만으로 끝낼 수도 있어 주의해야 한다).

● 정보를 해석한다

정보가 모아지면, 임상 결단에 주는 임팩트를 추측하여 감별 진단의 범위를 좁혀 간다.

임상 정보의 영향력을 평가한다 · · · · · · · · · · · · · · · ·

◎ 정보의 조작 특성을 고려한다

의사 국시를 공부할 때 '어떤 키워드가 나올 때 진단은 이것' 이라고 결정하는 패턴이 있었다. 예를 들어, 복통이 있을 때 "가슴을 무릎에 대서 통증이 좋아졌다" 라고 하면 췌장염이고, "통증이 우하복부로 이동했다" 라면 충수염으로 판단했다. 시험에서는 이런 패턴의 병력을 보는 질환이 100% 존재할지도 모르지만, 실제 임상에서는 그렇게 간단하지 않다. 예를 들어, 충수염의 약 1/3은 "우하복부로 통증 이동"이 있으나(민감도 64%) 반면 충수염이 아니라도 약 1/5에서 "우하복부로 통증 이동"이 있다(특이도 82%) [1].

모든 임상 정보에는 민감도와 특이도가 있다. 양쪽 모두가 100%면 이상적이지만, 유감스럽게도 그런 정보는 매우 드물다. 따라서 얻어진 정보에 대해 민감도와 특이도 중에서 어느쪽이 높은지, 어느 정도 높은지 고려할 필요가 있다. 예를 들어, 우울증의 스크리닝에 사용하는 2 questions[*1]의 민감도는 96%[2]로, 이 검사에서 음성이면 대우울증을 거의 제외할 수 있음을 의미한다. 이와 같이, 임상 정보의 해석에서 각각의 조작 특성을 이해하여, 임상 결단시 미치는 영향력을 정확히 추측할 필요가 있다.

◎ 치우치지 않게 평가한다

정보를 중립적으로 균형있게 보기는 매우 어렵다. 아무래도 자신의 전문 분야를 중시하기 쉬우며, 위장염이 유행하는 시기에 "또 똑같은 위장염이다"라고 단순히 믿어버리면 '구토'라는 주소에서 감별해야 하는 심근경색을 놓칠 수도 있다. 반대로, 한 번 놓쳐 섬뜩한 경험을 한 직후에는 단순한 위장염에서 심근경색을 우려하여 필요 이상 너무 신중하게 될 수 있어 균형을 이루기 어려워진다. 또 드문 환자를 보거나 들으면 그 인상에 지나치게 끌려가기도 한다.

하지만 장마다 꼴뚜기가 나는 것은 아니다. 자신이 서있는 위치와 습관을 알아, 평상시에 자신의 사고 회로를 미세 조정해야 한다.

◎ 가벼운 증상=경증은 아니다

증상이 심하면 중증 질환일 가능성이 높다. 물론 이것은 사실이지만 증상이 가볍기 때문에 반드시 경증이라 할 수도 없다. 대수롭지 않게 걸어와서 외래에서 진료받는 심각한 심근경색이 있는 반면, 통증이 너무 심해 사람이 바뀐 것처럼 난리를 치는데도, 생명에 위협이 되지 않는 요로 결석과 같은 질환도 있다. 모든 주소에서 "증상이 가볍다는 이유만으로 중증 질환을 감별할 수 없으며" 특히 경증에서 외형적 '중증감'에 필요 이상 얽매이지 않아야 한다. 이때 판단에 큰 도움이 되는 것이 활력징후(vital sign)이다. 어디서나 간단하고 쉽게 평가할 수 있는, 말 그대로 "생명의 증후"이고, 임상 결단을 내리기 위해 매우 중요한 의미를 가진다. 아무리 경증으로 보여도 활력징후에 이상이 있으면, 그 이유가 밝혀지지 않는 한 그대로 귀가시켜서는 안 된다.

[*1] 2 questions: 우울증 스크리닝에 이용되는 질문. "우울한 기분"과 "흥미·기쁨의 상실" 유무에 대해 "거의 매일, 2주 이상 계속" 여부를 묻는다. 모두가 No이면 우울증일 가능성은 낮다(민감도 96%). 어느 쪽이나 Yes이면 진단 기준에 근거한 병력 청취를 진행한다.

● 감별 진단 리스트를 만든다

　지금까지, 진단에 도움이 되는 정보를 모으는 방법과 그 영향력을 추정하는 방법에 대해 설명했다. 다음에는 질환의 데이터베이스에서 수집된 병력 정보를 키워드로 추출하여 감별 진단 리스트를 만든다.

　이러한 사고 과정을 PC 작업에 비유하면, 하드디스크에 보관된 질환 데이터베이스 중에서 키워드 검색을 통해 감별 진단을 좁혀 간다고 연상하면 알기 쉽다.

◎ 질환 데이터베이스를 만든다

　하드디스크에 존재하지 않는 데이터는 검색할 수 없다. 이처럼 자신이 모르는 질환은 절대 진단할 수 없다. 따라서 시간이 있으면 교과서를 읽어 가능한 큰 데이터베이스를 가져야 한다. 그렇다고 빈도가 낮은 질환까지 포함하여 하늘의 별만큼 많은 질환을 모두 암기해 둘 필요는 없다. 대신, 빈도가 높은 질환이나 응급성, 중증도가 높은 질환에 대해 머릿속에 어느 정도 정리한 데이터베이스를 가지고 있을 필요가 있다. 그렇지 못하다면 감별 진단에 대한 서적을 준비하여 필요에 따라 참고할 수 있어야 한다. 최근, 스마트폰이나 PDA (personal digital assistant) 단말기가 급속히 보급되어 데이터베이스 접근이 매우 편리하게 되었다.

◎ 키워드로 범위를 좁힌다

　다음에는 얻어진 정보에서 뽑아낸 키워드를 이용하여 데이터베이스를 검색하고 범위를 좁혀 감별 진단 리스트를 만들어 간다. 실제로 임상의사의 실력이 가장 발휘되는 것은 이 과정이다. 수많은 임상 정보 중에서 무엇을 키워드로 선택하고, 어떻게 정보의 우선 순위를 붙여 좁혀가는가에 따라 올바른 진단의 성공 여부가 달려 있다 해도 과언이 아니다.

　경마에서 승부를 예측하는 용어로, 우승 후보, 대항마, 다크호스라는 표현이 있다. 우승 후보=가장 가능성 높은 질환, 대항마=우승 후보 이외 가능성이 높은 질환, 다크호스=가능성은 낮지만 소홀히 할 수 없는 질환 등으로 생각하면 감별 진단 선택에 잘 비유할 수 있는 개념일 것이라고 필자는 생각한다 (그림 1). 많은 경주마 중에서 우승을 예상하는 과정은 어떤 의미에서 감별 진단과 공통된다고 생각할 수 있다.

　또한 감별 진단 리스트는 한 번 결정한다고 절대 변하지 않아야 하는 것이 아니며, 신체 검사, 검사실의 검사 결과, 그리고 경과 관찰 중에 나타난 증상 등 새로운 정보가 더해져 그에 따라 다이나믹하게 변화된다. 일단 진단이 되더라도 항상 안테나를 펼쳐 새로운 정보를 받아들이며, 선입관에 사로 잡히지 않고 유연하게 다시 진단하는 태도를 잊지 않아야 한다.

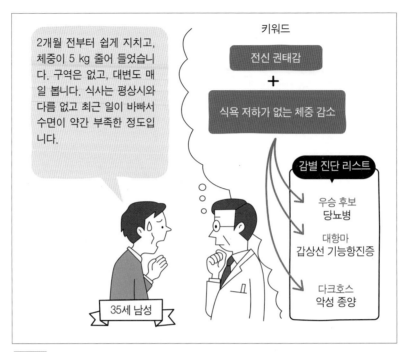

그림 1 감별 진단 리스트를 좁힌다

적절한 감별 진단 리스트는 ·

실제로 기억해야 할 감별 진단 리스트가 너무 많아도, 반대로 너무 적어도 안 된다. 너무 많으면 효율이 나빠지고, 너무 적으면 간과할 수 있기 때문이다.

감별 진단이 너무 적으면 원래의 데이터베이스가 불충분하거나, 감별 해야 할 질환을 기억하지 못하는 경우도 있지만, 이른바 most likely diagnosis에만 리스트가 제한되는 경우도 있다. OMR 카드에 해답을 표시하는 시험 문제라면 대부분의 경우 most likely diagnosis를 선택하면 그것이 정답이다. 그러나 실제 임상에서는 그것만으로 절대 부족하다.

예를 들어, 어떤 환자에 대한 most likely diagnosis 가능성을 70%라 추측했다고 해서, 그 질환을 선택하고 머리의 스위치를 꺼버리면 나머지 30%는 놓치게 된다. 감별 진단을 고려할 때 "이것이다!" 라고 생각하더라도 안이하게 달려들면 결코 안 된다. 그 질환일 가능성은 어느 정도인가, 그 밖에 생각할 수 있는 질환은 없는가에 대해 신중히 생각하자. 감별 진단 리스트는 나열된 진단을 모두 더해 거의 100%가 되지 않으면 안 된다.

그렇다면 반대로 리스트에 나열한 질환이 많으면 많을수록 좋은가 하면 그것도 아니다. 한 번에 처리할 수 있는 정보량은 한정되어 있으며, 최종 진단에 이르기까지가 큰 작업이 되므로 바쁜 외래에서 현실적이지 않다. 증례 컨퍼런스에서는 조금이라도 가능성 있는 질환을 화이트보드 가득 리스트업하여 이를 하나씩 검토하는 방법으로 진행하는 경우가 많다. "가능성이 적은 것도 가능하다"고 여기는 사고 방식은 감별 진단 훈련으로 중요하고, 실제로 필자도 시행하고 있지만, 바쁜 외래 진료에서 이렇게 할 수는 없다. 실제 이렇게 진단을 좁혀가는 것을 "카드를 추린다"고 표현하는데, 적절한 감별 진단 수는 3~5개이며, 최대한으로도 7개가 적당하다고 말하고 있다[3]. 적절한 감별진단 리스트는, 우승 후보, 대항마, 다크호스가 각각 1~2개 이내로 좁혀져야 하며, 그 중에 최종 진단이 반드시 들어 있어야 한다.

리스트가 만들어지면 열거된 질환을 하나씩 검증해 나간다. 만약 이러한 작업으로 진단이 결정되지 않으면, 검색 범위를 넓히거나 방향을 바꾸어 다시 질환 데이터베이스 중에서 새로운 감별 진단 리스트를 선택해야 한다.

● 감별 진단을 좁힌다

앞에서 정보를 모아 감별 진단 리스트를 만드는 과정에 대해 설명했으며, 이제 감별 진단 리스트를 더욱 좁혀 확정 진단에 이르는 사고 논리에 대해 알아본다.

'어디서' 그리고 '무엇이 일어나고 있을까'를 생각한다 · · · · · · · · · · ·

감별 진단의 근본적 구조를 '어디서(장기)' + '무엇이 일어나고 있을까(병인)'의 조합으로 생각해 본다.

어디서(장기)는 기본적으로는 해부학적 분류로 생각하면 좋다. 무엇이 일어나고 있을까(병인)는 병리학적 발생 기전으로 생각한다. 기억하는 방법으로 VINDICATE(표 3)가 유명하다[4].

구체적으로, 환자의 병력 정보에서 생각할 수 있는 장기와 생각할 수 있는 병인을 각각 세로축과 가로축에 놓는 방법으로, 예를 들어 폐의 혈관 병변(→폐색전), 전립선의 감염증(→급성 전립선염)처럼

표 3 VINDICATE

V	vascular	혈관성
I	inflammatory	염증
N	neoplasm	악성종양
D	degeneration	변성
I	intoxication	약제성
C	congenital	선천성
A	autoimmune/allergy	자가면역/알레르기
T	trauma	외상성
E	endocrine	내분비성

교차점에 있는 병태에서 구체적 질환명을 생각한다.

　이런 이론은 진단학 책을 읽으면 알 수 있다. 그러나 실제 임상에서 필요한 언제, 어떤 장기의 병인을 생각해야 하는지(또는 제외할 수 있는 것인지) 알려주는 노하우를 자세히 설명한 책은 적다. 아마도 언어화나 일반화가 어려운 것이 그 이유라고 생각되지만, 그렇다고 언제까지나 침묵만을 지키고 있으면 진단 과정을 체계적으로 배울 수 없어, 여기서는 필자의 개인적 견해라는 전제로 "감별 진단의 분기점"이 되는 키워드를 찾아내는 방법과 생각하는 방법을 설명한다.

◎ 증상의 분포

　증상의 분포는 때로 장기와 병인의 결정에 중요한 정보를 준다. 예를 들어, 좌우에 존재하는 장기(폐, 신장, 난소 등)에서 증상이 중앙에서 나타나거나, 동시에 왼쪽과 오른쪽에 대칭으로 나타나는 경우는 거의 없다. 신경계도 대부분은 좌우가 별도로 지배되므로 유사하게 생각할 수 있다(이론적으로는 뇌간 병변에서 좌우에 증상이 나타날 수 있으나 그런 환자가 외래로 걸어 들어와 진료 받을 수는 없다).

　또 증상이 나타나는 범위에 병리학적 순서가 있다. 예를 들어, 다발성 신경염은 긴 신경섬유부터 손상되므로, 하지에는 없이 상지에만 증상이 나타나는 것은 생각하기 어렵다. 원위부 보다 근위부에 분포한다면 혈류 장애로는 설명할 수 없다.

　덧붙여서 부위는 기본적으로 장기의 해부학적 위치에 따라 생각하면 좋지만, 내장 통증에서는 통증의 위치 결정이 명확하지 않고, 방사통이 있어 감별 범위를 조금 넓게 생각해야 한다(예: 아랫턱에서 배꼽까지의 통증이 있으면 심장 유래 통증 가능성을 생각한다). 이렇게 위치 결정이 애매해도 좌우가 바뀌는 경우는 없다. 예를 들어, 좌하복부 통증에서 충수염을 생각하기는 어렵다.

◎ 증상의 시간 경과

　증상의 시간 경과는 병인 추정에 큰 단서가 되는 중요한 정보이다. 요점은 속도, 경향, 지속 시간의 3개 관점에서 병력을 자세히 파악하는 것이다. 속도는 증상의 시작에서 최대화까지 어느 정도의 시간이 필요했는지 생각한다. 경향은 악화, 관해, 반복 등의 증상 변화에 대한 경향을 생각한다. 지속 시간은 초/분/시/일/주/월/계절/년의 어느 단위에 해당되는지 생각한다.

　이런 정보를 조합하여 병인을 추정한다(그림 2). 예를 들어, 돌발(초 단위)로 증상이 시작하여 최대치에 도달하고, 일 단위로 지속되면 먼저 혈관 병변을 생각할 수 있다. 비교적 서서히 발병하여 점차 병세가 악화되는 것이, 일 단위이면 감염증, 월 단위이면 교원병이나 악성종양, 연 단위이면 변성 질환 등을 고려할 수 있다.

　반복성 경과는 병인의 가역성을 의미한다. 대부분의 기능성 변화에서 악성종양이나 변성 질환 등의 비가역적 원인을 배제할 수 있다. 저혈당 발작이 치료하지 않아도 자연히 좋아지면 질환을 제외할 수 있다.

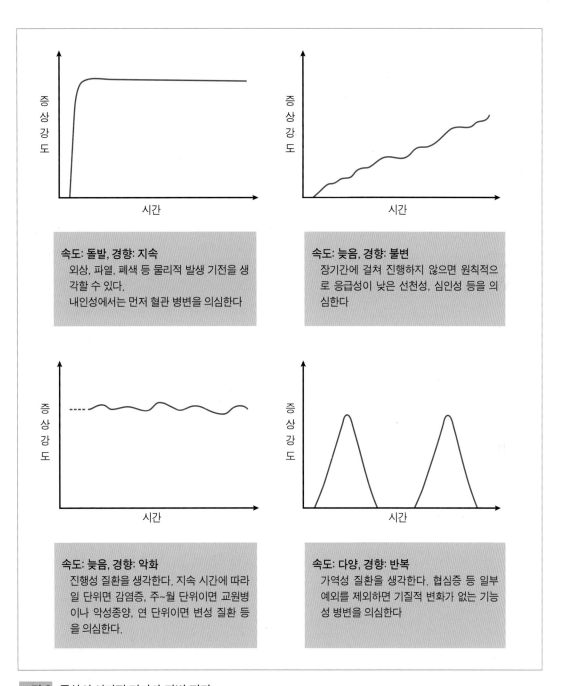

속도: 돌발, 경향: 지속
외상, 파열, 폐색 등 물리적 발생 기전을 생각할 수 있다.
내인성에서는 먼저 혈관 병변을 의심한다

속도: 늦음, 경향: 불변
장기간에 걸쳐 진행하지 않으면 원칙적으로 응급성이 낮은 선천성, 심인성 등을 의심한다

속도: 늦음, 경향: 악화
진행성 질환을 생각한다. 지속 시간에 따라 일 단위면 감염증, 주~월 단위이면 교원병이나 악성종양, 연 단위이면 변성 질환 등을 의심한다.

속도: 다양, 경향: 반복
가역성 질환을 생각한다. 협심증 등 일부 예외를 제외하면 기질적 변화가 없는 기능성 병변을 의심한다

그림 2 증상의 시간적 경과와 감별 진단

◎ 관해 · 악화 인자

관해 · 악화 인자도 감별 진단을 좁히는데 큰 단서가 된다. 생각되는 질환을 설명할 수 있는 관해 · 악화 인자가 있으면 그 질환의 존재 가능성이 물론 높지만, 그 질환이 존재하고 있다고 인정하는 관해 · 악화 인자가 없다는(또는 반대) 정보도 감별 진단에 도움이 된다. 예를 들어, "일할 때는 힘들지 않지만, 집에 돌아가 혼자가 되면 숨이 차서 괴롭다" 라는 병력은, "노작 시가 아니라 노작 후 병세가 악화되는 호흡곤란" 이라 파악하여 이 정보만으로도 호흡기계나 순환기계 질환을 거의 제외할 수 있다.

한편, 증상과 인자의 관계 해석에 환자에 대한 믿음이나 인상이 영향을 주며, 말만 듣고 판단하면 잘못 진단할 수 있다. "오후 간식으로 조금 오래된 만두를 먹고 배가 아파졌다" 는 말과 무관하게 단순히 오후 3시에 발생한 복통일 수도 있다. 또한 "아침 식사 후 가슴이 아팠다" 는 말이 통근 시 발생한 심각한 흉통일 수도 있다. 병력의 채택에서 "환자가 생각하는 관해 · 악화 인자" 뿐 아니라 가능한 재현성(그 인자가 있으면 증상이 반드시 나타나는지, 인자가 있어도 증상이 나타나지 않는 경우는 없는지, 인자가 없어도 증상이 나타나는 않는지)를 명확히 확인한다. 이때 인자를 반대로 움직여 증상도 반대가 되는 것(예: 공복시 통증이 심해지고 먹으면 편해진다→소화성 궤양)을 확인할 수 있으면 보다 확실하다.

◎ 일원적인 사고

여러 정보가 있을 때 그것을 조합하면 한 번에 진단을 좁힐 수 있다. 예를 들어, "흉통" 을 일으키는 질환은 많지만, 거기에 "+발열" 이라는 정보가 더해지면 "흉막염(또는 심막염)" 일 가능성이 매우 높아진다.

호흡곤란에서 다른 증상 조합에 따른 감별 진단 차이의 예는 그림 3과 같다. 이와 같이 주소가 같아도 조합이 바뀌면 감별 진단이 크게 바뀌므로, 항상 "모든 정보를 일원적으로 설명할 수 있을까" 라는 점에 주의하여 감별을 진행시킨다.

실제로 의사는 아무래도 눈에 띄는 병력이나 소견에 끌려가기 쉬우므로, 질환명을 떠올리면 의식적으로 "그 질환에 맞지 않는 병력은 없는가" 항상 체크하는 습관을 붙여야 한다. 그러나 유병률이 매우 높은 질환(예: 긴장성 두통의 유병률은 22%)의 증상은 우연히 공존할 확률이 높기 때문에 유병률에 의해 해석이 바뀌는 것에 유의해야 한다.

비기질성 질환 가능성을 생각한다 ·

감별 진단은 부위+병인에 근거해 추론하는 것이 기본이지만, 한편으로 증상이 있는데 아무리 조사해도 기질적 이상이 눈에 띄지 않는 환자도 있다. 이것은 신체화(somatization) 또는 medically unexplained symptoms (MUS)라고 부른다. 1차 진료 현장에서 매우 흔하며, 초진 환자에서 기질적 이상의 발견은 반수 이하라는 보고도 있다[5].

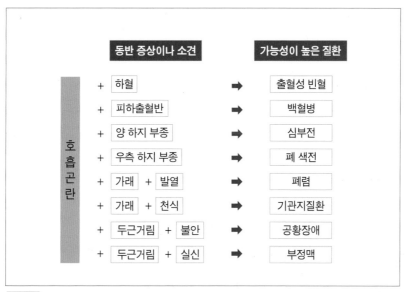

그림 3 증상 · 소견의 조합에 따른 감별 진단의 예

표 4 비기질성 질환을 의심하게 하는 병력

- 부위가 해부학적으로 일치하지 않는다(예: 신경 주행에 따르지 않거나 건너 뛴다).
- 증상이 있는 부위가 이동한다.
- 관해 · 악화 인자가 맞지 않는다(예: 노작 후 호흡곤란, 움직일 때보다 안정시 심한 사지 통증, 음식물보다 침을 삼킬 때 더 심한 연하 곤란 등).
- 경과가 너무 길다(예: 5년 이상).
- 다른 일에 집중하면 잊게 된다.
- 악화 경향이 없다(예: 지난 3년 동안 같은 증상이 진행되지 않았다).
- 반복하고 있다(예: 주 3회 정도 증상이 나타난다).

(문헌 6)

비기질성 질환은 말 그대로 "unexplained" 이므로, 어떤 기질적 이상으로도 설명이 안되는 정보가 있다면 비기질성 질환을 고려한다. 구체적 예는 표 4와 같다.

또한 somatization이라고 생각되는 환자 중에는 우울증이나 공황 장애, 알코올 의존증 등의 정신 질환이 숨어 있을 가능성도 있으므로 겉으로 아무리 건강해 보여도(외형적 인상은 우울증을 제외하는 이유가 되지 않는다!) 2 questions나 CAGE 질문[*2] 등의 스크리닝 질문으로 충분히 배제하지 않으면 안된다.[6]

이때 주의해야 할 것은 "비기질성 질환=정신 질환" 이 아니라는 것이다. 앞에서 설명한대로 명확한 정신 질환이 없는데, 단지 "기질적 이상이 없기 때문에 정신과에 의뢰한다"는 대응은 명확히 잘못된 것이다. 원래 somatization 환자가 걱정하는 해석 모델은 신체 질환(예: 암에 걸린 것은 아닌지, 뇌졸중은 아닌가)에 있으므로 정신과 진료를 권해도 환자가 납득하지 않는 경우가 많다. Somatization으로 진단이 되면, 필요 없이 검사를 반복하거나, 무심히 투약만 해서는 안된다. 환자의 호소를 경청하여 적절하고 주의깊게 접근한다[7].

유병률을 고려한다 · · · · · · · · · · · · · · · · · · ·

유병률은 질환에 따라 크게 다르므로 감별 진단을 좁힐 때 반드시 고려해야 할 중요한 요인이다. 대부분의 교과서는 학문 체계별로 기재되어 있으므로, 그것을 읽고 공부하는 것만으로 유병률을 파악하기 어렵다. 시험에 많이 나오는 유명한 질환이더라도 실제 유병률이 매우 낮은 경우가 있다(표 5). 예를 들어, 크로이츠펠트-야콥 병의 발생률은 100만 명에 1명이며, 이 질환을 만나기는 복권 당첨 수준의 확률(일반적으로 10장을 구입하여 1등에 당첨될 확률은 약 1/100만)이기에, 의사가 되어 몇 십년 외래 진료를 해도 평생 보지 못할 가능성이 높다. 한편, 고혈압은 약 4,000만명(10만 명당 약 3.1만 명), 당뇨병은 전단계를 포함하면 2,200만 명(10만 명당 약 1.7만 명)의 환자가 있다. 이를 단순히 계산할 때, 눈앞의 환자가 고혈압일 확률은 크로이츠펠트-야콥 병일 확률보다 약 30만배 높다.

"말발굽 소리를 들으면 먼저 말을 생각해야 하지 얼룩말 같은 드문 동물은 아니다"라는 미국 속담이

표 5 질환과 유병률

질환명	유병률(인구 10만 명당)
크로이츠펠트- 야콥 병	0.1
헌팅톤 무도병	0.5
다발성 경화증	8~9
중증 근무력증	5.1
사르코이드증	7.5 ~9.3
원발성 아밀로이드증	0.45
자가면역성 용혈성 빈혈	0.3~1
고혈압	31,000
당뇨병(전단계 포함)	17,000

(문헌 8)

---

*2 CAGE 질문: 알코올 문제의 스크리닝에 이용되는 질문. Cut down(음주량을 줄여야 되겠다고 느꼈던 적이 있는가), Annoyed(다른 사람이 당신의 음주를 비난하여 기분 나쁜 적이 있는가), Guilty(자신의 음주가 나쁘다던가 문제가 있다고 느낀 적이 있는가), Eye-opener(기분을 가라앉히거나 숙취 해소를 위해 "해장술"을 마신 적이 있는가) 등의 4가지 질문 중에서 2개 이상이 Yes이면 알코올 문제가 있다고 판단한다.

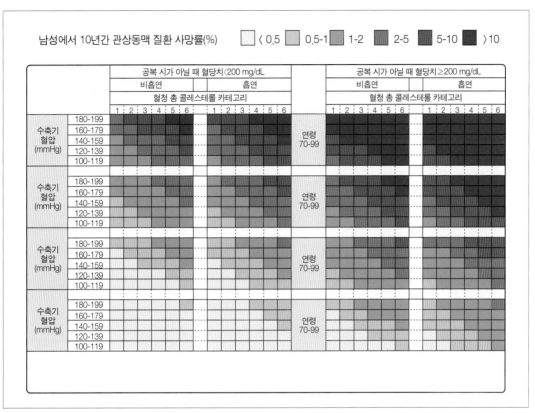

그림 4 위험 인자와 관상동맥 질환 사망률(남성)　　　　　　　　　　　　(문헌 9)

있으며, 유병률을 생각하지 않고 드문 질환을 진단하는 것을 "얼룩말 찾기"라고 한다. 유병률이 낮은 질환은 임상 정보가 거의 확실하지 않는 한 감별 진단 리스트의 상위에 올리지 않는 편이 좋다. 반대로 유병률이 높은 질환은 경과가 다소 비전형적이어도 리스트에서 쉽게 제외하지 않는 편이 좋다.

환자 쪽 요인 ·····························

어떤 질환이 존재할 확률은, 연령, 성별, 흡연, 기저 질환 유무 등 환자 쪽 요인에 의해서도 크게 달라진다. 예를 들어, 흡연자인 고령 당뇨병 남성과 흡연하지 않고 기저 질환이 없는 젊은 여성의 허혈성 심질환 유병률은 몇십 배나 다를 것이다(그림 4). 따라서 허혈성 심질환을 감별하려면 coronary risk factor라고 부르는 정보(고혈압, 당뇨병, 지질이상증, 흡연, 환자의 과거력, 가족력 등)의 파악이 필수적이다.

● 임상적 "결단" 내리기

지금까지 과정으로 의학적 결단을 위한 판단 재료가 갖추어졌다. 다음에는 임상의 불확실성이나 침습성, 사회적 배경 등의 요인을 고려하여 최종적으로 임상 결단을 내리는 실제 행동으로 옮겨야 한다.

의학적 결단을 규정하는 4개의 인자 ··················

의학적 결단을 규정하는 인자에는, 응급성, 중증도, 유병률, 치료 가능성의 4가지가 있다. 각각의 인자가 임상 결단에 주는 영향은 다음과 같다.

◎ 어느 정도나 서둘러야 하는가(응급성)

치료 시작까지 속도가 예후에 얼마나 영향을 줄 것인지 평가한다. 응급성이 높은 경우 무엇보다 먼저 대응해야 한다.

◎ 어느 정도나 심한가(중증도)

생명이나 장기 기능에 큰 영향을 미칠 수 있는 병태·질환이 존재하는지 평가한다. 중증도가 높아도 응급성이 높지 않으면 서두를 필요가 없지만, 반드시 적절한 타이밍에 진단·치료를 시행해야 한다.

◎ 어느 정도나 있는가(유병률)

그 질환이 어느 정도의 확률로 존재하는지 평가한다. 가능한 쓸데 없는 낭비나 대수롭지 않게 간과됨 없이 적절하게 의료를 시행하기 위해 필요한 개념이다. 검사를 시행하려 할 때도, 검사 전 확률을 정확히 추정하면 적절한 검사를 선택하여 적절하게 결과를 해석하기 위해 필요하다.

◎ 어느 정도 예후를 바꿀 수 있는가(치료 가능성)

치료 개입으로 예후를 어느 정도 바꿀 수 있는지 평가한다. 치료 가능성이 낮은 경우 진료를 서두를

예) 두통

- 뇌종양: 중증도가 높지만 치료 가능성도 있어 충분히 평가할 필요가 있다. 그러나 응급성은 높지 않고 유병률도 낮기 때문에 바로 평가할 필요는 없으며, 며칠 후라도 상관없다.
- 지주막하 출혈: 유병률은 높지 않지만 중증도가 높고, 치료 가능성도 있어 응급성이 매우 높다. 곧 바로 검사를 시행해야 한다.
- 긴장성 두통: 유병률은 매우 높지만 중증도는 낮으며 응급성도 낮다. 치료 가능성도 낮다(대증요 법이 중심이다). 진단을 서두를 필요가 없고 다른 감별 진단을 먼저 내려야 한다.

필요는 없다. 필요에 따라 대증요법을 시행하면서, 시간축을 효과적으로 사용해 차분히 진단을 내리는 전략을 취할 수 있다.

실제 임상에서, 감별 진단 리스트에 나열된 질환에 대해 이상 4개의 인자를 조합하여 임상 결단을 시행한다. 앞 페이지의 두통은 이러한 예시 중 하나이다.

불확실성을 고려한다 · · · · · · · · · · ·

지금까지 설명한 임상 추론에 모순되는 것 같지만, 의학은 불확실의 과학이기에 "절대" 란 존재하지 않는다. 근거(evidence)를 제시하여 가능한 논리로 진단하려는 노력이 중요하지만, 확률을 100% 또는 0%로 만들기는 거의 불가능하다. 게다가 이론적으로 전혀 설명할 수 없는 비전형적 환자도 있을 수 있는 것이 임상이므로, 이론적 진단으로 이것이 틀림없다고 생각하더라도 머리의 스위치를 완전히 꺼두지 말고, 항상 경과를 보아 다시 진단하려는 겸허함을 잊지 말아야 한다.

한편 가능성이 제로는 아니지만 확률이 낮은 질환을 감별하기 위해 지나치게 노력하는 것도 시간 · 노력 · 비용의 낭비이다. 확률이 낮은데도 검사를 시행하면 환자에게 불필요한 고통을 주고, 위양성만 증가해 의사도 환자도 불안하게 된다. 어떻게 해도 불확실성을 완전히 피할 수 없는 임상적 현실을 고려하여 어떤 선을 그어 거기서 결론를 도출해내는 용기도 필요하다.

그 대신, 돌려보낼 수 있는 환자라도, 예상되는 경과를 알려주어 필요시 빨리 진료를 받도록 전달하는 것도 잊지 말아야 한다. 특히 고령자에서는 임상 소견이 제대로 나타나지 않지만(예: 고령자의 폐렴에서 호흡기 증상이 나타나는 것은 약 60%에 지나지 않는다) 순식간에 중증화되는 경우가 있으므로 보다 신중한 대응이 요구된다.

시간축을 사용한다 ·

아무리 임상적 추론을 규명하더라도 절대란 없다—하지만, 그 중 무엇인가 조금이라도 안심할 수 있게 하는 방법은 없을까? 실은 임상의에게 큰 무기가 하나 있다. 그것은 시간축을 사용한다는 개념이다.

외래에서 '돌려보낼 수 있다' 라 판단한 경우, 다음에 필요한 것은 "어느 정도 기다릴 수 있을까" 란 판단이다. "기다릴 수 있다"고 판단하면 우왕좌왕하며 확정 진단을 내릴 필요가 없다. 시간을 효과적으로 사용하여 경과를 보면서 차분히 평가해 나가도 된다(그림 5). 아무것도 하지 않아도 기다리고 있으면 저절로 밝혀지기도 하고, 감기처럼 자연스럽게 경쾌되는 것이라면, 코로나바이러스나 리노바이러스인지 굳이 원인을 밝힐 필요가 없다.

"기다릴 수 있을까" 의 판단에 앞의 4가지 인자(응급성, 중증도, 유병률, 치료 가능성) 중 응급성과 치료 가능성이 관계된다. 양쪽 모두가 높으면 추정 유병률이 그리 높지 않더라도 보다 빠른 단계에서 적극적으로 진단하려는 노력이 필요하다. 반대로 서두를 필요가 없고, 치료가 예후를 크게 바꿀 수 없다면 경과 관찰도 좋다. 또한 시간 경과의 경향(예: 증상의 피크에서 호전되는 경향이면 비교적 안심이

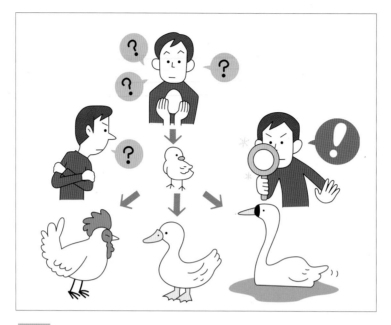

그림 5 누구의 알일까?

알 단계에서 누구의 알인지 알고 싶으면 세포를 채취하여 DNA를 조사할 수 밖에 없다. 그러나 서두를 필요가 없으면 병아리가 부화할 때까지 기다리면 된다. 병아리를 보아도 알 수 없으면 더 클 때까지 기다리면 좋다. 그러면 아무 검사도 하지 않아도 어떤 종류의 새인지 알 수 있다.

지만, 악화되는 경향이며 앞으로 더욱 악화될 가능성이 있는 등)에서 예상되는 최악 사태 정도와 그 확률도 생각하여 종합적으로 판단한다. 기다릴 수 있다고 판단한 경우에도 다음 재진 간격을 내일(3일 후, 1주일 후, 1개월 후, 상태가 나쁘면 바로 진료…) 등으로 구체적으로 결정한다.

외래에서 귀가시키는 경우에는 병동에서와 달리 의사가 지시했다고 해서 환자·가족이 약의 복용이나 진료 지시를 반드시 지킨다고 볼 수 없다는 것도 이해해 두자. 특히 중증이지만 응급성이 낮은 경우(예: 악성 종양 등) 환자가 그 중증도를 실감할 수 없기 때문에 방치되기도 하므로, 외래 담당 의사가 가진 중증감을 확실히 이해하도록 충분히 설명하고, 재진을 확약하는 배려를 잊지 않아야 한다.

침습성을 평가한다 ·

검사나 치료는 많든 적든 환자에 대한 침습을 동반한다. 어떤 검사나 치료가 의학적으로 적절해도, 얻는 이득이 침습의 불리함보다 크면 시행해서는 안된다. 외래 담당의사는 임상 결단을 내리기 전에 생각할 수 있는 선택 사항의 침습 정도를 고려해야 한다. 침습은 3가지 "고통"으로 생각하면 기억하기 쉽다. 즉, 몸이 아프다(통증, 괴로움 등 신체적 침습), 마음이 아프다(불안, 공포 등 심리적 침습), 경제적

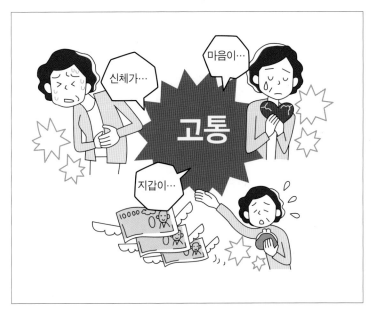

그림 6 3가지의 "고통"

고통(비용, 휴직 등 경제적 침습)이다(그림 6).

◎ 서비스업이라는 것을 잊지 않는다

의학적으로 올바르게 시행하더라도 환자가 반드시 만족한다고 할 수 없다. 전문 의학 지식에 의한 사고 논리나, "불확실한 과학"인 의료의 실상을 사람들이 좀처럼 이해하지 못하는 경우도 많다. 또 주위 권고나 매스컴의 정보를 중요시하고, 의사의 판단을 제대로 받아들이지 않는 상황도 자주 경험하게 된다.

의료는 서비스업이며, 고객인 환자의 만족도는 중요한 outcome의 하나이다. 물론 아무리 환자의 희망이라 해도 부적절한 의료를 시행해서는 안 되며, 증상을 가진 환자의 불안을 확실히 수용하여 해석 모델이나 요구를 명확히 하여 거기에 초점을 둔 대응에 유의한다.

비용에 대한 의식도 중요하다. 의료비를 국가와 환자가 부담하는 것을 인식하고, 의사의 단순한 학문적 흥미에 의한 검사나 별로 의미가 없는 일상적인 검사를 시행해선 안 된다.

◎ 주위 상황을 고려한다

앞에서 설명한대로, 외래와 병동의 큰 차이는 환자가 집으로 돌아가는 것에 있다. 귀가 후 무엇인가 일어났을 경우, 대응하는 것은(대부분 비의료인) 환자 본인 또는 가족이다. 귀가시킬 때, '가장 위험한 사태는 무엇인지', '그 가능성은 어느 정도인지'라는 의학적 판단에 더해, 그것이 일어났을 때, 본인 및 가족이 냉정하게 적절히 대응할 수 있는가에 대한 사회적 측면도 반드시 고려해야 한다(예: 혹시 출혈이 있어도 가족이 자동차로 10분 내에 데려 올 수 있기 때문에 귀가시킨다 등).

종합적 판단—두 발을 뻗고 잘 수 있다 · · · · · · · · · · · · · · · · · ·

지금까지 임상 결단에 영향을 주는 요인에 대해 논리적으로 설명했으나, 여러 요인이 복잡하게 관련되어 판단이 어려운 경우에는, 귀가시킨 후 자신이 "두 발을 뻗고 편히 잘 수 있을까"를 상상해 본다.

외래 담당 의사는 임상 추론, 사회적 배경은 물론, 더 언어화할 수 없는 직감적 부분을 더해, "이대로 귀가시키면 '이 사람이 어떻게 될까?' 하고 걱정될 것 같다"라고 느끼면, 그것은 아마 '돌아가면 안되는 환자'일 것이다.

외래에서 임상 결단의 진행

지금까지 외래에서 임상 추론의 기본적 생각에 대해 설명했으며, 이제부터 실제 외래에서 실천적 임상 결단의 진행 방식에 대해, 시계열에 따라 ① 어떤 환자인가, ② 무엇을 감별해야하는가, ③ 중대한 질환은 없는가, ④ 자주 있는 질환인가, ⑤ 어느 정도 기다릴 수 있는가 등 5개 단계로 나누어 설명한다.

● 어떤 환자인가?

만약 외래에서 환자와의 대화를 녹음해서 모든 말을 그대로 기록하면 매우 방대한 양이 될 것이다. 실제로 진료기록에 기재하는 환자의 병력은 극히 일부를 선택하여 그것을 의학 용어에 옮겨 놓은 기록이다.

이러한 정보의 선택과 치환에 차이가 있으면 전체 감별 진단 항목 자체가 무너진다. 다시 말해서 행선지가 다른 전철을 타는 것이며, 아무리 시간이 흘러도 목적지에 결코 도착할 수 없다.

외래에서 처음 시행하는 것은 환자의 말을 정확한 의학 용어로 번역하는 것이다. 그러기 위해서는, 각 주소마다 증상의 세부 사항을 의식하여 항상 확인하도록 주의하면 좋다. 예를 들어, 현기증은, 회전성(vertigo), 어지럼(dizziness), 전실신(presyncope)의 3 종류로 구별된다. 같은 "어지럼증"에서도 내이의 이상일 가능성이 높은 vertigo와 심장성 실신의 제외에 중요한 presyncope는, 통증에서 두통과 복통에 해당될 정도로 크게 다르다.

병력도 환자의 표현을 그대로 이용하면 안 되며 보다 재현성이 높은 정확한 표현이 되도록 주의해야 한다. "이전부터", "가끔", "비교적" 같은 애매한 표현은 의사가 질문하여, "이전부터→ 3개월 전부터", "가끔→ 주 2회 정도", "비교적→ 더 이상 견딜 수 없는 통증을 10으로 할 때 5~6 정도"로 규정할 수 있다. 가능하면 객관적으로 표현할 수 있도록 정보를 모아야 한다.

또 말이 가진 뉘앙스에도 함정이 있다. 예를 들어, 환자가 "쭉" 또는 "언제나"라고 표현한 경우 반드시 "지속성"을 의미하지는 않는다. "몇 초간의 전격통이 5분에 1회"나 "주 2회 반나절 계속 되는 두통"을 환자는 "이번 달에 들어와 쭉 머리가 아팠다"라고 표현한다. 또 "욱신욱신하다"가 두통의 일반적 표현이지만, 반드시 박동성을 의미하지는 않는다. "두근거린다"도 빈맥보다는 "심하게 고동치는 느낌" 쪽이 많다. 어쨌든 환자의 말을 단지 기록할 뿐 아니라 헷갈리지 않는 적절한 표현이 되도록 주의해야 한다(그림 7).

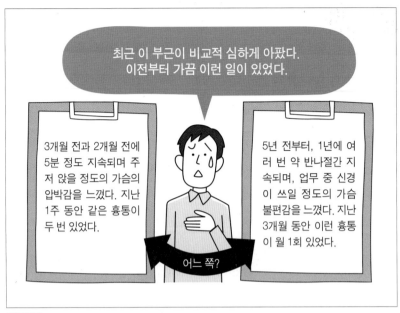

그림 7 병력을 정확히 표현한다

● 감별해야 할 질환은 무엇인가?

환자의 정보를 적절한 의학 용어로 번역하고, 다음에는 수많은 정보로부터 진단의 열쇠가 되는 정보를 선택하여 그것을 단적인 표현으로 옮기는 작업을 진행한다. 이때 같은 병력이라고 해도 인식 방법에 따라 전혀 다른 것이 된다(예: 한밤중, 화장실의 문고리를 잡았을 때의 두통→ 야간의 두통? 대변 본 후의 두통? 초 단위의 두통?).

이와 같이, 정보의 선택과 치환의 시행은 감별 진단을 좁히는 키워드를 결정하는 것으로 이후 임상 결단의 방향성을 결정 짓는 매우 중요한 과정이다. 이 능력을 키우기 위해 어떤 환자인지 간단히 한 문장으로 말하는 연습을 해 보면 좋다. 이것을 원활하게 할 수 있게 되면 임상 결단에 도움이 될 뿐 아니라, 지도 전문의에게 대한 보고나 타과 진료 의뢰시의 프레젠테이션도 원활해 진다(→ column 2, p 97).

키워드가 정리되면, 그것을 이용하여 머릿속의 질환 데이터베이스를 검색하고 추출하여 몇 개의 감별 진단 리스트를 만든다.

● 중대한 질환은 없는가?

다음 단계는 완성된 감별 진단 리스트에 나열된 질환을 하나씩 검증하는 것이며, 먼저 시행해야할 작업은 '돌아가면 안 되는 환자' , 즉 응급성, 중증도가 높은 질환을 최초로 감별하는 것이다.

이런 중대한 질환을 의심하는 열쇠가 되는 병력을 경고 증상 또는 red flag sign이라 부르며, '돌아가면 안 되는 환자를 돌려보내지 않는' 것이 외래 진료의 가장 중요한 역할이며, 경고 증상 유무는 아무리 외래가 바쁘더라도 반드시 확인해 두어야 한다.

구체적 경고 증상은 주소에 따라 다르지만 공통점도 많다. 또 자주 볼 수 있는 주소는 30개 정도(2장 → p 32~85에서 설명하고 있다)로 기억하지 못할 양은 아니다. 이 책에서는 다양한 주소에서 공통되는 일반 원칙을 다음 항목 '4. 돌아가면 안 되는 일반 원칙' (→p26~30)에 정리한다. 또 각 주소마다 경고 증상은 2 장의 'red light' 에 기술했으므로 확실히 기억해 두자.

● 자주 보이는 질환인가?

앞의 단계에서 응급성이 높은 질환은 제외하였으므로, 다음에는 조금 침착하게 감별 진단 리스트에 있는 일반 질환(common disease)의 전형적 경과와 대조해 본다.

이 때 유병률이 높은 질환부터 생각해 가는 것이 효율적이다. 흔한 주소에 대해, 각각 상위 3 질환의 전형적 경과를 알고 있고, 환자 수에 따라 생각하면 대부분의 환자는 커버할 수 있다.

실제 진행방식은, 일반 질환의 전형적 경과를 기준으로 환자의 임상 정보와 맞추어 맞는 곳과 맞지 않는 곳을 나열하여, 앞에서 설명한 것처럼(→ p 15), '맞지 않는 곳은 없는가' 를 체크하는 것이 특히 중요하다.

환자의 정보가 기준과 꼭 맞으며, 일반 질환에 해당되면 진단은 거의 확정된다. 그렇지 않은 경우에는 임상 정보의 민감도 · 특이도를 생각하여 판단한다. 예를 들어, 충수염을 의심하는 경우 "복통→구토의 순서로 나타난다" 라는 정보는 민감도가 100%이며, 반대의 경과, 즉 구토→ 복통의 순서이면 충수염은 제외할 수 있다. 한편, 폐렴을 의심하는 경우 폐렴의 1/3은 발열을 동반하지 않기 때문에 발열이 없다고 폐렴을 제외할 수는 없다.

● 어느 정도 기다릴 수 있을까?

이 단계에 포함되는 것은 전형적이지 않은 일반 질환, 희귀 질환, 질환 초기에 확정 진단에 필요한 증상이 갖추어지지 않은 경우, 비기질성 질환 등이다. 어차피 이 단계에 이르면 응급성 · 중증도가 높은 질환, 전형적인 일반 질환은 제외되어 있으므로, 병명 확진이 급하지 않은지, 기다릴 수 있는지, 기다릴 수 있으면 어느 정도인지 생각하고, 주의해야 할 임상 정보 출현이나 변화에 눈을 빛내 신중히 경과를 관찰한다.

외래에서 사용하는 general rule 4

돌려보내면 안 되는 환자에 대한 일반 원칙

여기서는 '돌아가면 안 되는 환자'를 구별하기 위한, 많은 증상에 공통되는 일반 원칙을 정리한다. 증상에 따른 각론은 2장(→ p 32~85)을 참조하기 바란다.

● 놓치면 안 된다(red light)

돌발 및 지속 · · · · · · · · · · · · ·

병력 중에서 가장 위험한 패턴이다. 여기서 말하는 돌발 및 지속은, 증상이 초 단위로 돌연히 (=sudden) 발병하여 최대 증상에 이르고, 그것이 지속되는 환자를 말한다. 이 병력은 염증이나 변성 질환 등의 병인은 아니며 물리적 변화 즉, "파괴되거"나 "막힌" 것 중의 하나를 의미한다. 가장 무서운 것은 혈관 병변(출혈, 경색)이다. 긴급히 외과 처치가 필요한 경우도 많기 때문에, 증상 정도에 따르지 않으며(혼자서 외래로 내원한 환자라도), 돌발 및 지속 환자는 원칙적으로 절대 귀가해면 안 된다.

그런데 환자가 "초 단위로 갑자기 발생했다"라고 정확히 표현하는 경우는 거의 없으며, 단지 "갑자기"라고 말하는 경우가 많다. 엄밀하게 sudden와 acute의 개념이 다르므로 의사가 질문을 던져 명확히 양자를 구별할 필요가 있다. 이때 "초 단위로 발생했습니까?"라 묻더라도 환자가 구체적인 이미지를 떠 올릴 수 없는 경우가 많기 때문에 "통증이 시작되었을 때 무엇을 하고 있었습니까?"라고 물으면 좋다. 돌발된 증상은 onset 시간이 핀포인트로 명확하여 그 때 무엇을 하고 있었는지 명확히 대답할 수 있는 경우가 많다. 특히 초 단위로 확정할 수 있는 상황, 예를 들어 "축구 경기를 보고 있는데 선수가 골을 넣은 순간"이라거나 "집에 돌아와 구두를 벗는 순간"처럼 대답하면 돌발 질환의 가능성이 매우 높다.

★ 초 단위로 돌발하여 지속되는 증상은 위험하다!

악화 경향 · · · · · · · · · · · · ·

발생 후 진료 시까지 증상의 경향을 판단해야 한다. 진료 시에는 동일한 상태라고 해도, 어제보다 좋아져 지금과 같은 상태인지, 나빠져서 지금 상태인지에 따라 의미가 전혀 다르다(그림 8).

악화 경향에 있으면 내일은 오늘보다 나빠질지 모르기 때문에 충분히 평가해야 하며, 귀가시키려면 증상이 피크를 지나 확실히 호전되어 간다는 peak out을 확인할 때까지 한눈을 팔지 않아야 한다. 특

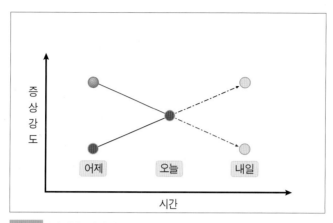

그림 8 경향을 의식한다

히 명확한 진단이 붙지 않은 경우에는 신중히 취급한다.

★ 악화 경향 증상은 피크아웃 때까지 한 눈을 팔지 않는다!

활력징후의 이상 ·

활력징후(vital sign)는 간편히 측정할 수 있는 점 이외에, 지금까지의 감별 진단 과정에서 예상하지 않았던 부위나 병인도 포함되어 우리에게 중요한 정보를 주는 귀중한 증후이다. 아무리 경증으로 보여도 활력징후에 이상이 있다면 그 원인이 밝혀질 때까지는 결코 그대로 귀가하면 안 된다.

결과 해석은 혈압, 맥박, 체온, 호흡수 등 각각의 항목만이 아니라, 혈압 저하+빈맥→ 쇼크 바이탈처럼 여러 항목을 조합하여 종합적으로 판단해야 한다. 또 측정 값이 정상 범위 내에 있어도, 맥박 60회/분→ "심한 통증이 있는데 이 맥박은 이상하다", 혈압 100/70 mmHg→ "평상시 고혈압으로 통원하는데, 이번 혈압은 낮다" 처럼 예상되는 수치와 차이가 있으면 이상이 있을 것으로 생각하여 감별 진단을 진행할 필요가 있다.

★ 활력징후의 이상이 있다면 원인이 밝혀질 때까지 절대로 돌려보내지 않는다!

예정 외의 진료 ·

의사가 결정한 예약일보다 먼저 진료를 받으러 오면, 의사의 예측과 현실에 괴리가 있다는 의미이다. 다시 신중하게 병력, 신체 소견을 조사하는 최초의 평가를 다시하여 치료 방침을 바꿀 필요가 있다. 특히 같은 날의 재진은 긴급을 요하는 사태가 잠복되어 있을 가능성이 높기 때문에 주의한다.

또한 예정 외 진료의 다른 이유로, 경과는 의사의 예상대로이지만 환자가 기대하는 페이스로 증상이 개선되지 않기 때문에 환자가 납득하지 못하는 경우도 있다. 이런 경우, 먼저 진료한 의사에게 알리지 않고 다른 의료 기관에서 진료받는 경우도 많다. 이때 환자의 태도를 문제삼는 것은 위험하며, 지난번 진료에서 무엇을 납득할 수 없었는지, 개방형 질문을 사용하여 충분히 물어 신중히 설명하도록 주의한다.

★ 예정 외 진료 환자는 신중하게!

위험 인자가 있다 ·

앞에서 설명한대로(→ p 18) 위험 인자의 유무에 따라 유병률이 크게 바뀐다. 또 면역 부전 환자, 고령자 등에서는 유병률이 높아질 뿐만 아니라, 전형적 증상을 나타내기 어려워 발병했을 때 이미 중증화되어 있기 쉽다는 조건도 더해지므로, 위험 인자가 있는 환자는 보통 보다 검사 역치를 내려 신중하게 대응한다.

★ 위험 인자가 있는 환자는 신중하게!

왠지 모르게 위험하다 ·

의사가 뚜렷한 근거는 없지만 "왠지 모르게 위험하다"라고 직감적으로 느끼는 경우가 있다. 이런 수치화할 수 없는 의사의 직감은 그 나름대로 가치가 있으므로, 임상 정보의 논리적 해석에 얽매이지 말고 자신의 감각도 중요시 여겨야 한다. 그런데 이런 감각은 수많은 환자 경험과 임상 결단 축적을 통해 얻어지는 것으로 평상시부터 이런 감각을 익히는 노력도 게을리하지 않아야 한다.

★ 직감도 중요시 여긴다!

● 안심해도 괜찮다(green light)

반복성

증상의 반복은 앞에서 설명한대로(→ p 13) 악성 종양 등 비가역성이 악화된 병태는 아닌 것을 의미하며, 협심증 등 일부 예외를 제외한다면 기본적으로 안심할 수 있다.

특히 에피소드의 지속 시간과 빈도에 주목한다. 예를 들어, 1회 에피소드의 지속이고, 시간이 반나절이면 염증이나 감염이 원인일 가능성은 거의 없다. 또 횟수가 너무 많으면 혈관 병변도 생각하기 어렵다. 예를 들어, 환자가 외래에서 "1년 전부터 주 2회 흉통"을 호소한 경우, 지금까지 52주 × 2회=104회 증상이 나타났다는 계산이 된다. 이렇게 발작을 일으키고, 게다가 걸어와서 외래 진료받는 심근경색이나 대동맥 박리 환자는 없을 것이다.

또한 "반복성"이라고 하기 위한 조건으로 간헐기가 제로여야 한다. 증상에 변동이 있으나 제로가 되지 않는다면, 그것은 지속되는 증상의 일시적 관해 · 악화를 의미하며, 반복성과는 감별 진단의 조합이 전혀 다르다(그림 9). 병력 청취에서 양자를 명확히 구별할 필요가 있다.

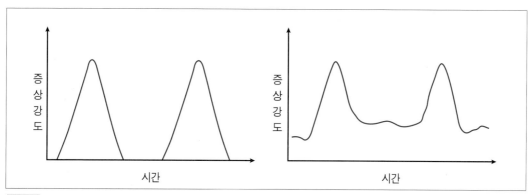

그림 9 반복성의 경과(a)와 관해 · 악화를 동반한 지속성의 경과(b)

★ 반복성 증상은 대부분 안심!
★ 반복성과 관해 · 악화의 구별을!

경과가 길고 비진행성 ·

증상이 장기간(연 단위) 계속되며, 한편으로 비진행성이면 기질성 질환의 가능성은 낮다. 자각 증상을 동반한 악성종양이라면 매우 진행되어 있을 것이고, 임신이라면 벌써 출산했을 것이다. 혈관 병변의 지속 시간은(후유증을 제외하면) 거의 며칠 이내이다.

어쨌든 응급성이 없는 것이 명확하며, 장기간의 증상으로 괴로웠다는 경과를 경청하여 차분히 치료 방침을 세워야 한다.

★ 경과가 긴 비진행성 증상에는 차분히!

비기질성 질환 ·

비기질성 질환의 가능성이 높은 경우, 약물 남용이나 자살 위험이 있는 우울증 등의 '귀가하면 안되는' 정신 질환을 제외하면 중증 질환의 가능성은 거의 없다. 비기질성 질환을 의심하는 키워드인 "설명할 수 없는" 병력(→ p 15)을 충분히 확인하여 기질성 질환을 신중히 제외한다.

★ "설명할 수 없는" 증상은 비기질성 환자를 의심한다!

"의료 면담의 활력징후"에 이상이 없다 ·

식욕, 배변, 수면, 체중 변화는 "의료 면담의 활력징후"라고 부른다. 이것은 전신의 토탈밸런스를 나타내며, 병력에서 빠트리거나 잘못된 해석을 방지하기 위해 반드시 확인해 둔다. 이것에 모두 문제가 없으면, 적어도 현시점에서 중대한 사태는 일어나지 않을 가능성이 높으므로 안심할 수 있다.

★ 식욕 · 배변 · 수면 · 체중의 변화를 반드시 체크!

문헌 ≫≫

1) Wagner JM, et al: Does this patient have appendicitis? JAMA 276(19):1589-1594, 1996.

2) Whooley M A, et al: Case-finding instruments for depression. Two questions are as good as many. J Gen Intern Med 12(7): 439-445, 1997

3) 노구치 요이레이: 아무도 가르쳐 주지 않는 진단학. 의학서원. 2008

4) Collins RD: Differential diagnosis in primary care. Lippincott Williams & Wilkins, Philadelphia, 2008.

5) Greenberg DB: Somatization: treatment and prognosis. UpToDate 19.2

6) 마에노 아키라히로시: MUS(medically unexplained symptoms)의 접근. 정신과에 의뢰하기 전에. JIM 21(2): 92-95. 2011.

7) 나카야스 호우가이: 두통을 호소하는 환자와의 커뮤니케이션-기질성 질환이 부정되어도. 전공의 노트 11(5): 696-702. 2009.

8) 난치병 정보 센터〈http:/www.nanbyou.or.jp/top.html〉

9) NIPPON DATA 80 Research Group: Risk assessment chart for death from cardiovascular disease based on a 19-year follow-up study of a Japanese representative population. Circ J 70(10):1249-1255, 2006

Chapter 02

증상별 일반 원칙

전신 권태감

red light
간과하면 안 된다

- 급성 발생→ 중대한 신체 질환 가능성
- 동반 증상(발열, 체중 감소, 숨참)→ 감염증 · 악성 종양 · 심폐 질환 가능성
- 고령자→ 동반 증상이 나타나기 어려워 명확한 이상이 없어도 추적 필요
- 자살 우려→ 즉시 정신과 의뢰

돌려보내면 안 되는 환자 판별법

전신 권태감을 호소하는 환자의 원인은 매우 다양하여 생리적인 것부터 신체 질환, 정신 질환, 약물 부작용까지 매우 많다. 빈도가 많은 것은 폐렴이나 요로 감염증 등의 감염증, 악성종양, 우울증 등의 정신 질환이다. 기타 빈혈, 심부전, 만성 폐쇄성 폐질환(COPD, chronic obstructive pulmonary disease), 당뇨병, 갑상선 기능이상, 부신 부전 등이 있다(표 1).

특히 돌려보내면 안 되는 질환은, 감염증에서는 패혈증, 감염성 심내막염, 담관염, 농양 등이며, 기저 질환이 있으면 폐렴이나 요로 감염증 등의 일반적인 감염증에서도 중증화할 수 있으므로 반드시 확인한다. 기타 심근경색, 심부전, 고혈당, 부신 기능 부전, 자살 우려가 있는 우울증 등이 있다.

병력 ·

발생이 비교적 급성이면 감염증이나 심혈관 질환 가능성을 반드시 생각한다. 환자의 병력(복용약, 기저 질환, 정신 질환의 병력 등)을 반드시 확인한다.

동반 증상으로 발열, 체중 변화, 숨참을 확인한다. 우울증의 선별검사로 불면, 식욕 부진, 흥미 · 기쁨의 소실, 우울한 기분 등의 확인도 필요하다(→ p 8, 84).

신체 소견 ·

먼저 활력징후나 전신 상태에서 응급성 · 중증도를 판단한다. 호흡수를 측정하지 않는 경우도 많지

표 1 전신 권태감을 일으키는 질환

심리적	우울증, 불안, 약물남용	종양	불현성 악성 종양
심장계	심부전	약제	항우울제, 항히스타민제, 혈압 혈압강하제, 벤조디아제핀, 수면 도입제, 마취제
내분비계	애디슨병, 당뇨병, 갑상선질환		
위장계	흡수불량 증후군		
혈액계	빈혈	호흡기계	만성폐쇄성 폐질환, 수면 무호흡 증후군
감염증	심내막염, 결핵, HIV, 간염	류마티스계	류마티스 관절염, SLE

만, 이상이 있으면 감염증, 호흡기·순환기 질환, 대사성 질환(당뇨병성 케토산증) 등 중증 질환의 단서가 되는 경우가 있어 반드시 측정해야 한다. 전신 권태감의 원인은 다방면에 걸쳐 있으므로 주의 깊은 전신 진찰이 반드시 필요하다.

검사 ·

고령자나 체중 감소가 동반된 경우에는 중증 질환이 숨어 있을 빈도가 높아 적극적으로 검사해야 한다. 검사 소견 중에서 빈도가 높지만 이상을 놓치기 쉬운 것으로, 혈청 칼슘, 갑상선 호르몬, 코티솔, 혈중 약물 농도(디곡신 등)가 있으며, 이상 가능성이 있으면 추가한다. 감염 증후(발열, 염증 반응 상승)가 있을 때 혈액·소변 배양을 시행하면 결과가 진단에 도움될 수 있다.

진단이 명확하지 않으면, 특히 고령자나 체중 감소를 동반한 경우에 중대한 질환이 잠복될 가능성이 높아 세밀한 추적이 필요하다.

green light

이것은 안심

장기간 활력징후에 이상이 없으며, 체중변화나 우울 경향이 없는 전신 권태감.

일반 원칙

★ 고령자의 전신 권태감에서는 항상 중대한 질환 가능성을 생각하자!

★ 전신 권태감에 발열·체중 감소·호흡곤란을 동반한 경우는 요주의! 특히 체중 감소는 주의하여 추적 필요!

★ 전신 권태감에서 우울증 스크리닝 시행!

증상별 일반 원칙 2

체중 감소

red light
간과하면 안 된다

- 자살 우려를 동반한 우울증
- 갈증, 다음, 다뇨 등의 병력→ 당뇨병 케토산증
- 발열→ 아급성 심내막염이나 결핵 등의 감염증
- 악성 종양
- 갑상선 기능항진증

돌려보내면 안 되는 환자 판별법

　의학적 체중 감소는 "평상시 체중에서 지난 6~12개월에 5% 이상(또는 4.5 kg) 감소"라고 정의되어 있다. 며칠만에 이렇게 체중이 줄 수 없기 때문에 체중 감소를 주소로 진료하는 경우 보통 수개월~연 단위의 경과를 보이며 응급성이 높은 경우는 적다. 또 체중 감소를 주소로 진료하여도, 실제 계측에서 감소되지 않는 경우도 많아, 진료실에서 다시 측정하거나 벨트나 복장의 변화 차이를 물어 보아야 한다. 건강 진단을 받은 기록이 있으면 이상 유무를 찾아보며, 체중 변화를 알아 본다.

　유의한 체중 감소에서, 체중 감소 증상만 있는 경우는 적으며, 동반 증상의 문진, 신체 검사로 감별 진단을 진행시켜 나간다. 모든 환자에서 활력징후는 감별·응급성의 판단에 중요하다.

자살 우려가 있는 우울증 ·

　2주 이상 계속되는 "우울한 기분", "흥미·기쁨의 소실"로 스크리닝 한다(→ p 8). 민감도는 96%이며, 양쪽 모두가 부정되면 음성 우도비(LR-) 0.05이다. 우울증의 병력이나 다른 질환의 동반, 가족력, 사회적 배경 등이 위험이 된다. 자살 우려가 있으면 정신과에 의뢰한다.

발열 ·

　미열에도 주의가 필요하다. 아급성 심내막염이나 결핵 등의 감염증 감별이 필요하다. 심잡음의 출현이나 판막증의 병력, 최근 병원에서 외과 처치, 감염자와의 접촉 등을 조사한다.

갈증, 다음 다뇨, 당뇨병의 병력 · · · · · · · · · · · · · · · · ·

활력징후에 빈맥, 혈압 저하, 호흡수 증가 등이 있으면 당뇨병 케토산증을 의심하여 혈당, 혈액 가스를 검사한다.

기타 활력징후의 이상 ·

요독증, 전해질 이상, 감염증, 갑상선 기능항진증 등. COPD나 중증 심부전에서도 체중 감소가 나타날 수 있다.

그 외에 각각의 동반 증상에 따라 '돌아가면 안 되는' 요점이 있어 다른 이상도 찾아본다.

또 섭식 장애가 숨어 있을 가능성이 있으며, 자신의 신체 이미지에 대한 장애가 있는지 조사해야 한다(그러나 초진 시에 확인하기 어렵다). 무월경이나 체중 증가에 대한 공포도 참고가 된다. 설사약 남용에 의한 전해질 이상을 동반하고 있을 가능성이 있어 주의가 필요하다.

수개월~연 단위 체중 감소는, 새로운 증상 출현이 없으면(정밀 검사, 추적은 필요하지만) 서두를 필요는 없다.

green light
이것은 안심

- 실제 체중 측정에서 감소되지 않았다.
- 의도적 다이어트의 결과이며 지금은 안정되어 있다.
- 연 단위로 증가한 체중이 원래대로 돌아갔다.

일반 원칙

★ 체중 감소를 주소로 진료하면 먼저 정말로 줄었는지 확인!
★ 활력징후에 이상이 없는지 조사!

증상별 일반 원칙 **3**

식욕 부진

간과하면 안 된다

- 우울증 등의 정신 질환, 만성 질환
- 결핵→ 환자의 과거력, 가족력, 호흡기 증상 등을 확인한다
- 섭식 장애→ 식욕 변화를 호소하지 않는다. 체중 변화, 무월경 등을 확인한다
- 탈수 소견→ 입원하여 수액 요법을 고려한다

돌려보내면 안 되는 환자 판별법

식욕 부진은 기본적으로 어떤 질환이 있을 때 나타나는 증후이다.

먼저 구체적으로 어느 정도 먹고 있는지, 체중 감소는 있는지를 문진한다. 체중 변화는 "어느 정도의 기간에 몇 kg 감소했는지" 확인한다. 의학적 체중 감소는 "평상시 체중보다 지난 6~12 개월에 5 % 이상(또는 4 .5 kg) 감소"를 가리키지만, 이 기준을 만족하지 않아도 단기간에 수 kg의 체중 감소가 의도하지 않고 생겼다면 주의가 필요하다. 또 실제 식사 내용이나 수분 섭취 여부에 대해서도 문진한다.

식사 섭취 불량을 주소로 내원한 경우, 특히 가족과 같이 온 경우에는 식욕이 없는 것인지, 통증이나 구토 등의 증상으로 먹을 수 없는 것인지 확인하는 일도 중요하다.

다음에 호흡기, 위장 증상이나 미열, 림프절 종대 등 동반 증상에 주의하고, 문진과 신체 진찰을 통해 만성 질환이나 위장 질환이 없는지 검색한다. 신체 질환이 없으면 우울 상태나 다른 정신 질환이 없는지 문진을 더욱 진행시킨다.

피부 긴장도 저하, 구강내 건조 등 탈수를 시사하는 소견이 있으며, 수분을 섭취할 수 없으면 입원을 고려한다.

악성 종양 ·

식은땀, 발열, 림프절 비대 등 악성 종양을 의심하는 병력 · 신체 소견에 주의한다. 음주 · 흡연력 청취도 중요하다.

만성 질환(심부전, COPD, 결핵 등)

환자의 과거력, 동반 증상에 주의하여 문진, 신체 진찰을 시행한다. 식은땀이나 호흡기 증상, 결핵의 과거력, 가족력에 주의한다.

위장 질환

구토, 설사, 혈변·흑색변, 심와부 통증 등의 증상에 주의한다. 위·십이지장궤양이나 염증성 장질환이 의심되면 내시경 검사를 고려한다.

약제

약제나 카페인, 흡연에 의해 식욕 부진이 나타날 수 있다. 반드시 약제 복용력, 특히 최근 시작·변경된 약제에 대해 확인한다.

우울 상태

"우울한 기분", "흥미·기쁨의 소실"에 대해 문진한다(→ p 8). 우울 상태에 동반한 식욕 부진에서는 "무엇을 먹어도 맛이 없다", "모래를 씹는 것 같다"라고 호소한다.

섭식 장애

신경성 식욕 부진증 환자는 기본적으로 활동적이며, 병식이 없다. 환자가 식욕 부진을 부정해도, 현저한 쇠약이나 유발 구토, 전해질 이상 등 섭식 장애를 의심하는 소견이나 병력이 있으면 정신과에 의뢰한다.

green light
이것은 안심

- 급성 감염증이나 위장 질환 등 명확한 식욕 부진의 원인이 있으며, 수분을 섭취할 수 있으면 안심이다.
- 만성 경과에서도 체중 감소나 다른 동반 증상이 없으면 서두르지 않아도 좋으며 외래 추적을 계획.

일반 원칙

★ 위장 질환뿐 아니라, 결핵이나 COPD, 심부전 등 다른 만성 질환도 잊지 않는다!
★ 우울 등의 정신 증상도 조사!

증상별 일반 원칙 4

인두통

red light
간과하면 안 된다

- 흡기성 천명→ 흡기 시 들리는 천명(stridor, 그렁거림)은 상기도 협착을 나타낸다. 급성 후두개염, 크룹, 기도 이물 등 질식 직전 상태의 증후
- 기관 장애, 한쪽 인두통, 연하통, 귀 쪽의 방사통→ 단순한 편도염으로 가볍게 보지 말고 편도주위 농양의 존재를 의심한다.
- 이물질 흡인 에피소드→ 인후 농양 가능성이 있다.
- 인두 발적 없이 심한 연하통, 후두통→급성 후두개염. Stridor, 호흡곤란, 침흘림이 있으면 특히 위험하다.

돌려보내면 안 되는 환자 판별법

인두통에서 먼저 상기도 협착 유무를 즉시 판단한다. 그리고 동반 증상에 의한 긴급 질환의 가능성을 찾으며, 상태가 허락하면 진찰, 검사를 진행한다.

상기도 폐색 증상이 있다 · · · · · · · · · · · · · · ·

기도 확보를 하고 즉시 주위의 도움을 요청한다. 크룹이나 급성 후두개염에서는 환자를 흥분시키지 않도록 하고, 무리하게 구강 내를 관찰하려 하지 않는다.

특이한 기침 ·

5세까지 흔한 크룹은 개 짖는 소리 같은 기침이 있을 때 생각하며, 쉰목소리, 흡기성 천명이 특징적 소견이다. 머리 방사선 영상에서 pencil sign을 볼 수 있다.

인두 소견 ·

한쪽 편도주위 점막, 연구개 비대, 구개 편위 등 현저한 좌우 비대칭 소견이 있으면 편도주위 농양을 생각한다. 반대로 인두 진찰상 이상이 없으며 심한 연하통, 쉰목소리, 막힌 소리, 연하 곤란, 침흘림 등이 있으면 반드시 급성 후두개염을 생각한다. 소아에서는 목 앞부분 중앙의 압통(38%에서 출현)이 중요하다[1]. 성인에서 급성 후두개염 증상의 특징은 소아보다 진행이 늦어 106례 중 65%는 증상 출현 후 2일 이내 진료 받았으나, 9%는 1주 이상 경과 후에 진료하였다[2].

이런 질환은 갑자기 기도 폐색, 질식이나 패혈증을 일으켜 급속히 전신 상태가 악화되는 경우가 있어 간과하면 안된다. 영상 검사 등으로 모니터가 필요하며, 기도 확보 용구를 지참한 기관 삽관에 정통한 의사가 동반해야 한다.

아랫턱·머리 부분 소견 ·

염증 소견을 동반한 아랫턱 비대에는 Ludwig angina를, 경부 염증 소견이 심하면 인두 간극 농양을 의심하여 조영 CT를 시행한다. 인두염, 편도염 환자가 경부 통증(연하통, 목을 두드려서 나타나는 통증, 하악각이나 흉쇄유돌근에 따른 압통 등)을 나타내면 Lemlerre 증후군(상기도염이 선행한 감염성 혈전성 경정맥염)을 고려한다.

임산부 ·

임신 후기의 인두통에서 전격성 A군 연쇄구균 감염증(분만형)의 존재를 생각해야 하며, 진통에 주의를 기울이도록 임산부에게 알려준다.

급성 관상동맥증후군(ACS, acute coronary syndrome) · · · · · · · ·

방사통에 의한 인두통이 주증상인 비전형적 ACS 환자가 있다. 인두통 환자에서 상기도 감염이나 국소 통증으로 설명할 수 없고, 심질환 위험이 높으면 심전도를 검사한다.

그 밖에 수 주간 지속되는 감기 증상을 동반하고 있으면 성교력을 물어 HIV 검사도 시행한다.

green light
이것은 안심

- 상기 증상이 동반되지 않는 인두통.
- 가시 범위에 수포가 있는 인두통은 대부분 안심.

일반 원칙

- ★ 인두통에서 먼저 상기도 폐색 유무를 의식!
- ★ 단순한 상기도염으로 가볍게 보지 말고, 동반증상·소견을 확인하지 않으면 응급 질환을 놓친다!
- ★ 경부에 압통이 있는 인두통은 요주의!

문헌 ≫≫≫

1) Mayo-Smith MF, et al: Acute epiglottitis: an 18-year experience in Rhode Island. Chest 108:1640-1647. 1995.
2) Ng HL, et al: Acute epiglottitis in adults: a retrospective review of 106 patients in Hong Kong. Emerg Med J 25 (5): 253-255. 2008.

증상별 일반 원칙 **5**

림프절 비대

red light
간과하면 안 된다

- 간과하면 안 되는 병력 · 동반증상→ 체중 감소, 지연성 발열, 식욕 저하, 밤에 땀이 나는 증상, 동성애자, 문란한 성행위, 약물 주사력
- 간과하면 안되는 신체 소견→ 림프절 소견(2 cm 이상, 단단함, 가동성 없음), 쇄골상 림프절 증대 경향, 경과가 길다, 40세 이상

돌려보내면 안 되는 환자 판별법

림프절 비대 중 반드시 감별해야 하는 질환은 결핵, 악성 종양(혈액종양 포함), HIV 감염증이다. 이런 질환을 의식한 병력 청취, 진찰, 검사를 시행한다. 기본적으로 림프절 비대 이외의 증상 · 신체 검사상 특징이 많으며, 이것이 진단에 도움이 된다.

림프절 비대를 일으키는 질환은 매우 많지만, 림프절 비대로 내원한 환자의 58%는 진단되지 않는 비특이적 림프절 비대였다는 보고[1]도 있어, 확정 진단을 고집하지 않고, 간과하면 안 되는 질환을 감별한다.

병력 청취 ·

동반 증상(발열, ENT 증상, 밤에 땀이 나는 증상, 체중 감소)의 유무, 해외 여행력, 성행위 취향이나 불특정 다수와의 성행위 유무, 약물 주사의 유무 등에 주의가 필요하다.

림프절 촉진 ·

① 부위, ② 크기, ③ 단단함, ④ 압통, ⑤가동성의 5가지에 주의한다.

부위: 국한성(1~2 장소에만)과 전신성(3 장소 이상)을 구별한다. 따라서 반드시 두경부, 쇄골 위, 겨드랑이, 활차 위, 사타구니 등 각 부위를 촉진한다! 국한성에서도 그 부근이나 상류 부위의 병변을 검색한다.

크기: 기본적으로 장경 1 cm 이상을 림프절 비대로 한다. 그러나 소아나 서경부에서는 비교적 큰 림프절을 촉지하는 경우가 있다.

표 1 경부 림프절 생검의 추정 규칙

	있음	없음
흉부 방사선 소견	+5	0
크기 2 cm 이상	+3	0
ENT 증상	-3	0

예)
흉부 방사선 이상 없음(0점), 크기 2.3 cm(3점), ENT 증상 없음(0점)의 경우에 0+3+0-2=1 (0 이상)이 되어 림프절 생검 적응이 된다.

단단함: 악성 종양, 전이성 종양은 돌처럼 단단하다. 림프종은 고무 모양, 결핵은 약간 단단하고 그 밖에는 비교적 부드럽다.

압통: 일반적으로 악성 종양은 통증이 없지만 내부 괴사를 일으키면 통증을 동반하므로 압통 유무로 악성과 양성을 판단할 수 없다.

가동성: 결핵, 악성 종양 등에서 주위 조직과 유착으로 가동성이 불량하다.

검사 ·····································

채혈(CBC, 혈액 분획, 생화학), 흉부 방사선.

green light

이것은 안심

Slap의 경부 림프절 생검 prediction rule[2] (표 1)이 참고가 된다. 합계 점수에서 2점을 빼서 스코어가 0 이상인 환자를 생검 적응으로 했을 경우 악성 질환 또는 육아종에 대한 민감도 95%, 특이도 96%였다.

- 민감도가 높은 점수이며, 생검이 필요한 림프절 비대 제외에 사용할 수 있다.
- 흉부 방사선 영상에서 이상이 없고, 크기 2 cm 이하이며, 이비인후 증상이 있으면 안심이다.
- 장기간의 경과에서 커지지 않으면 안심이다.

일반 원칙

★ 림프절 비대에서 결핵, 악성종양, HIV를 잊지 않는다!

★ 경부 림프절 비대에서 흉부 방사선 영상, 크기 2 cm 이상, ENT 증상에 주의!

문헌 ≫≫≫

1) Vassilakopoulos TP: Appilcation of a prediction rule to select which patients presenting with lymphadenopathy should undergo a lymph node biopsy. Medicine(Baltimore) 79(S):33 8-347, 2000

2) Slap GB, et al: When to perform biopsies of enlarged peripheral lymph nodes in young patients. JAMA 252(10):1321-1326, 1984.

증상별 일반 원칙 **6**

부종

간과하면 안 된다

- 편측성→ 국소 부종의 증후, 편측성에서는 응급성이 높은 심부정맥 혈전증(DVT, deep venous thrombosis)부터 제외한다!
- 경정맥 충혈→ 정맥압 상승의 증후. 좌심부전·신부전이나, 폐색전, 상대정맥(SVC, superior vena cava) 증후군 등 중대한 질환 가능성이 있다!
- 급속한 머리 부위 부종→ 아나필락시 쇼크가 아닌가, ABCD(A: Air way, B: Breathing, C: Circulation, D: Diarrhea)를 점검!

돌려보내면 안 되는 환자 판별법

부종의 감별에서, ① 부종의 분포(편측성이나 양쪽성, 전신성이나 국소성), ② 경정맥 충혈, ③ 장기 부전[심부전, 신부전, 간부전(간경화), 호흡 부전], ④ 저알부민혈증, ⑤ 사용 약제 등이 열쇠가 된다.

편측성(국소성)과 양쪽성(전신성) · · · · · · · · · · · · · · · · · ·

편측성은 국소 부종의 증후이며, 국소의 폐색 기전, 순환 부전이 의심된다. 먼저 긴급도가 높은 DVT 제외가 필요하다. Wells score(표 1)나 D-dimer 측정, 하지정맥 초음파 검사를 실시한다. 폐혈전 색전증이 의심스러우면 혈액 가스 분석, 조영 CT가 필요하다. 발적이나 비대가 있으면, 봉와직염이나 울체성 피부염 등과의 감별이 어렵다. 그 밖에 림프 부종, 정맥 환류 부전 등을 생각할 수 있다.

양측성은 전신성 부종인 경우가 많으며, 중력에 의해 일반적으로 안면·상지의 부종은 아침에 심하고, 하지 부종은 저녁에 악화된다. 침대에 누워있는 환자에서는 허리 뒤쪽에 부종이 있다. 우심부전·신부전, 간경변, 신증후군·흡수 불량·저영양·악성 종양 등에 의한 저알부민혈증, NSAIDs·혈압강하제·피오글리타존 등의 약제성 부종 등을 생각할 수 있으며, 흉부 단순 방사선촬영, 심초음파, 채혈 검사로 신기능·간기능·혈청 알부민 수치를 검사하고, 요단백을 측정하며, 필요에 따라 정밀 검사를 시행한다. 하지에서 대동맥과 대정맥의 해부학적 관계에 의해 왼쪽 부종이 많다.

두경부의 부종은 일반적으로 전신성으로 생각되나, 두경부에만 분~시간 단위로 발생된 급속한 부종은 혈관 부종 가능성이 높으며, 아나필락시 쇼크에서 급속히 진행하면 아나필락시에 대한 ABCD 점검이 필요하다.

표1 Wells score

• 활동성 암(현재~6개월 이내에 치료 or 완화)	• 무증상 쪽과 비교하여 3 cm 이상의 비복부 비대 (경골 조면 아래서 측정)
• 하지의 완전/부분 마비 or 최근 병원 석고 고정에 의한 움직임 저하	• 종아리의 압흔 부종
• 3일 이상의 침상 안정 or 대수술 4주 이내	• 측부 표재정맥(정맥류 제외)
• 심부 정맥계 분포에 따른 국소 압통	• DVT 보다 다른 질환의 가능성이 높음
• 하지 전체의 비대	

3점 이상 고도 위험, 1~2점 중등도 위험. 0점 이하 저위험

경정맥 충혈

정맥압 상승 증후이며, 우심부전, 신부전을 의심하는 소견이다. 우측 상지나 두경부의 부종이 같이 있으면 SVC 증후군, 한쪽 하지의 국소 부종이 같이 있으면 폐색전을 의심하는 증후이다. 따라서 수일 이내 발생한 경우 이러한 상태를 일으킬 수 있는 기저 질환에 대한 시급한 정밀 검사가 필요하고, 호흡기 증상 유무를 확인하여 필요에 따라 흉부 방사선, 심초음파, 채혈, 혈액 가스 분석 등을 시행한다.

압흔(pitting)과 비압흔(non-pitting)

저알부민혈증에서는 압흔 부종(pitting edema)이 되며, 특히 3개월 이내 저알부민혈증은 압흔이 원래대로 되돌아가는 시간(pit recovery time)이 대부분 40초 미만이다. 이 경우 악성 종양을 포함한 검색을 시행한다. 비압흔 부종(non-pitting edema)에서는 림프부종이나 갑상선 기능 이상을 의심하며, 선별 검사로 갑상선 자극 호르몬(TSH)을 측정한다.

green light

이것은 안심

• 호흡 부전 없이 서서히 발생된 전신 부종은 외래에서 정밀 검사가 가능하다.

일반 원칙

★ DVT의 감별이 최우선!

문헌 >>>

1) Wells PS, et al: Value of assessment of pretest. probability of deep-vein thrombosis in clinical management. Lancet 350(9094):1795-1798. 1997.

증상별 일반 원칙 **7**

발진

red light 간과하면 안 된다

- 점막 변화를 동반한 발진→ 중증 약진, 감염증 가능성
- 저산소혈증, 혈압 저하→ 중증 감염증, 중증 패혈증, 아나필락시 가능성
- 눈 주위(삼차신경 제1지 영역) 대상포진
- 혈소판 감소

돌려보내면 안 되는 환자 판별법

외래에서 보는 발진의 빈도는 두드러기, 접촉성 피부염, 바이러스 감염에 동반한 발진 등이 많다. 대부분의 발진은 생명을 위협하는 중대성·응급성이 있는 질환은 아니지만 아나필락시, TEN (toxic epidermal necrolysis, 중독성 표피 괴사증), SJS (Stevens-Johnson syndrome, 점막 피부안증후군) 등의 약진, 중증 감염증[패혈증, 괴사성 근막염. TSS (toxic shock syndrome, 독소성 쇼크 증후군) 등], 혈소판 감소증의 혈액응고 이상, 눈 주위(삼차신경 제1지 영역) 대상포진 등은 생명에 위협이 되거나 해당 장기 기능 예후를 악화시키므로 돌려보내선 안 되는 질환이다.

발진은 병변의 형태학적 특징으로 홍반, 자반, 수포, 팽진 등으로 나누며, 패턴 인식으로 진단된다. 그러나 발진을 정확히 표현하여, 발진만으로 진단하기 위해서는 풍부한 지식과 경험이 필요하다. 먼저 중대한·응급성이 높은 질환의 발진 특징이나 동반 상태를 알아, 놓치지 않을 필요가 있다.

아나필락시 ·

가려움을 동반한 팽진, 홍반, 점막진 등이 있다. 처음에는 두드러기 모양을 보이는 경우도 있으며, 동반 증상으로 호흡곤란 등 호흡기 증상, 설사 등 위장 증상, 혈압 저하, 저산소혈증, 기도 협착음, 가르렁거림, 혈관 부종 등에 주의가 필요하다. 의심되면 혈관 확보 등 응급 처치가 필요하다.

TEN, SJS ·

전구 증상으로 발열, 두통, 근육통, 호흡기·위장 증상이 있으며, 급속히 진행한다. 통증이 있는 피

부 발진, 점막의 통증성 미란, 광범위 수포 형성 또는 피부 탈락이 있다. 의심되면 곧바로 피부과에 의뢰한다.

감염증

발열 동반이 많으며, 패혈증에서 홍반, 자반, 농포 등의 패혈진을 보는 수가 있다. 감염성 심내막염에서 통증을 동반한 피하 결절 홍반(Osler 결절), 무통성 홍반(Janeway 반)이나 점상 출혈을 보는 수가 있다. 괴사성 근막염에서 홍반, 수포, 표피 박리, 자반, 점상 출혈 등 다양한 피부 증상이 나타나며, 봉와직염과 감별이 어려우면 MRI로 근막에 염증 파급 유무를 확인할 필요가 있다. 치료는 조기에 데브리망을 시행해야 한다. TSS에서는 전신에 미만성 홍진을 있으며, 쇼크, 다장기 장애를 일으키며, 생리용 탐폰이 원인이 되는 수가 있다. 수막염균성 수막염에서는 점상 출혈, 피부 발진을 나타낸다.

혈소판 감소증 · 혈액응고 이상

특발성 혈소판 감소성 자반병(ITP, idiopathic thrombocytopenic purpura), 혈전성 혈소판 감소성 자반병(TTP, thrombotic thrombocytopenic purpura), 파종성 혈관내 응고(DIC, disseminated intravascular coagulation) 등에서는 점상 출혈, 자반이 있으며, 임상 증상으로 코피, 잇몸출혈, 월경 과다 등이 나타난다.

대상포진

전구 증상으로 통증이 있고 그 후에 수포가 나타나는 경우가 많다. 코 끝의 발진(Hutchinson 증후)에는 주의가 필요하고, 눈 주위 대상포진은 각막 손상을 일으켜 실명할 수 있으므로 긴급히 대응한다.

green light
이것은 안심

- 가려움을 동반한 팽진이 수시간 이내 이동·관해되며, 다른 동반 증상이 없으면 두드러기이다.
- 접촉이 명확한 접촉성 피부염은 귀가시켜도 좋다.
- 바이러스 감염 유행시기의 전형적 발진은 귀가 가능하다. 그러나 감염 예방에 주의해야 한다.

일반 원칙

- ★ 발열, 점막진, 가르렁거림 등 동반 소견을 확인!
- ★ 두드러기라고 생각해도 아나필락시 가능성을 고려해, 점막·호흡기·위장 증상 확인 필요!
- ★ 한 번의 진찰에서 진단이 어려운 경우가 있어 경과 관찰이 중요!

증상별 일반 원칙 8 발열

red light
간과하면 안 된다

- 쇼크 유무
- SIRS(전신성 염증 반응 증후군, 표 1) 유무
- 의식 장애·섬망·경련 등 중추신경 증상

돌려보내면 안 되는 환자 판별법

발열 진료에서 원인을 밝히는 것이 가장 중요하다. 발열을 일으키는 질환은 매우 많으며, 감염증, 악성 종양, 교원병, 약제 등이 있다. 그 중에서 돌려보내면 안 되는 응급성이 높은 질환은, 패혈증 쇼크, 세균 수막염, 뇌염, 뇌농양, 급성 후두개염, 편도주위 농양, 감염성 심내막염, 경막외 농양, 괴사성 근막염 등이다. 세균성 수막염이 의심되는 경우 빨리 치료를 하지 않으면 예후가 불량하여, 의심되면 원인의 정밀 검사보다는 혈액 배양 시행 후 경험적 항생제 치료를 먼저 시행해야 한다. 즉시 치료가 필요한 비감염증에는 부신 기능 부전, 갑상선 발증, 부종양 증후군 등이 있다.

활력징후상 즉시 치료가 필요한 상황이 아니면, 병력·신체 소견에서 발열 원인을 찾는 정밀 검사를 진행시킨다. 원인이 확실하면, 치료의 선택·기간을 결정할 수 있고, 그 후 경과를 예상할 수 있어 일단 안심할 수 있다.

병력 ·

동반 증상에서 발열 원인을 추정할 수 있는 경우가 있다. 두통, 가래 기침, 복통, 설사 등 일반적 증상 청취에 더해, 중대한 질환을 예상하는 증상으로 삼키기 어려움(급성 후두개염, 편도주위 농양), 방광·

표 1 Wells score

① 체온 〉38℃ 또는 〈 36℃	③ 호흡수 〉20회/분 또는 PaCO2 〈 32 mmHg
② 맥박 〉90회/분	④ WBC 〉 12,000/㎕ 또는 〈 4,000/㎕ 또는 간상핵구

SIRS에서 패혈증 의심은 ①~④ 중 2항목 이상을 만족하는 경우

직장 장애(경막외 농양) 등도 청취한다. 과거력에 면역 저하를 일으키는 기저 질환이나 투약(당뇨병, 스테로이드, 면역 억제제, 항암제 사용, 알코올 과음) 확인이 필수적이다. 또 복용약, 애완 동물, 해외 여행, 감염자와의 접촉, 성 생활도 확인한다.

오들오들 떠는 듯한 오한이 있을 때 혈액 배양 양성률이 높다.

신체 진찰

먼저 활력징후를 확인한다. 특히 고령자에서 이상 소견이 없는 경우가 있어 주의 깊은 진찰이 필요하다. 일반 진료에서 놓치기 쉬운 소견으로 수막 자극 증후(수막염), 안면 협부의 압통이나 두드릴 때 발생하는 통증(부비강염), 고막 발적·팽륭(중이염), 입 벌리기 어려움, 목젖 편위(편도주위 농양), 구강 내(치수염, 사랑니 주위염), 갑상선 압통(갑상선염), 등쪽 청진 소견(폐렴, 흡인 폐렴), 심 잡음(감염성 심내막염), Murphy 증후(담낭염), CVA 주위를 두드릴 때 발생하는 통증(신우신염), 척추를 두드릴 때 발생하는 통증(척추염), 직장 수지 진찰(전립선염, 항문주위 농양, 경막외 농양), 등·엉덩이부(욕창 감염), 손가락 Osler 결절(감염성 심내막염), 팔다리(봉와직염, 괴사성 근막염), 관절(화농성 관절염, 가성 통풍), 피부(출혈반: 수막염 균혈증, 자반·점상 출혈: 패혈증·DIC) 등을 들 수 있다.

검사

병력·진찰에서 발열 원인을 추정할 수 있으면 필요한 검사를 시행한다. 정밀 검사를 시행해도 원인을 알 수 없고, 전신 상태가 불량하면 귀가시키지 않는다. 전신 상태가 안정되어 있어도 고령자·기저 질환이 있으면 며칠간 입원하여 관찰하는 것이 안전하다.

green light
이것은 안심

- 급성 발생으로 발열·기침·콧물·인두통이 있으면 감기 증후군 가능성이 높다.
- 기저 질환이 없이 원인이 명확한 감염증은 치료·경과를 예측할 수 있어 우선 안심할 수 있다.

일반 원칙

★ 발열 원인을 철저히 찾는다. 고령자는 이상 소견이 없을 수 있어 신중하게 진료!
★ 수막염은 의심되면 바로 치료! 망설이지 말고 척수천자를 시행!
★ 안이하게 "감기군요"라고 하지 않는다!

증상별 일반 원칙 9

두통

red light
간과하면 안 된다

- 놓쳐서는 안 되는 병력 · 동반 증상→ 갑자기 발생(몇 초~몇 분만에 최고에 이른다). 생애 중 가장 심함, 발열 동반, 신경 증상 동반, 구역 없는 구토, 악화 경향, 시력 저하, 암 환자, 면역 부전 환자, 외상 병력
- 놓쳐서는 안 되는 신체 소견→ 의식 장애, 목 경직, Kernig 증후, 동공 좌우 차이, 신경 소견 이상, Cushing 현상, 안구 충혈, 측두 동맥 충혈

돌려보내면 안 되는 환자 판별법

두통을 호소하는 환자에서 돌려보내면 안 되는 질환으로 지주막하 출혈, 뇌출혈, 수막뇌염 등의 두개내 병변과 측두동맥염, 녹내장 등의 두개외 병변이 있다. 두개내 병변에만 주의하기 쉽지만 두개외 병변을 간과하지 않도록 의식하여 문진 · 진찰한다.

병력 청취를 위한 요점은 SNOOP(표 1)와 같다.

돌아가면 안 되는 환자 중 머리 부분 단순 CT로 정확하게 감별이 어려운 질환에 지주막하 출혈이 있다. 지주막하 출혈은 CT가 정상이어도 완전히 감별할 수 없기 때문에 영상 검사에 과도하게 의지하지 않는다. 병력이 중요하며, 의심되면 신경외과 의사와 상의하여 척수액 검사나 머리 MRA 등 정밀 검사를 시행할 필요가 있다.

표 1 병력 청취의 요점(SNOOP)

S	Systemic symptoms	전신 증상(발열, 권태감, 쇠약, 근육통)
	Systemic disease	전신 질환(악성 종양, AIDS)
N	Neurological	신경 병소 증상
O	Onset abrupt	갑자기 발생, 머리를 울리는 두통, 급속 악화
	Older	40세 이상에 신규 발생
P	Pattern change	전과 다른 두통(빈도, 지속, 성상, 중증도)

표2	POUND 스코어	
P	Pulsatile quality	박동성
O	Duration 4~72 hours	지속 시간
U	Unilateral location	편측성
N	Nauea/vomiting	구역/구토
D	Disabling intensity	생활의 지장

4항목 이상 양성은 +LR 24(1.5-388)
3항목 양성은 +LR 3.5(1.3-9.2)
2항목 이하 양성은 +LR 0.41(0.32-0.52)

Cushing 현상은 두개내압에 동반된 혈관 압박으로 뇌혈류가 감소되면 보상 반응으로 혈압 상승과 미주 신경 반사에 의한 서맥을 일으키는 현상이다. 의식 장애 환자 연구[1]에서, 수축기 혈압이 90 mmHg 미만이면 뇌병변의 존재에 대한 우도비가 0.04, 170 mmHg 이상이면 6.09로 되어 있다. 수축기 혈압과 맥박으로 간단히 스크리닝 할 수 있으므로 두개내 병변 존재 고려에 참고가 된다.

green light
이것은 안심

- Jolt accentuation(목을 좌우로 흔들어 두통이 심해지면 양성)와 neck flexion test(머리를 앞으로 구부려 아랫턱과 가슴의 통증이 있으면 양성)는 수막염에 대한 민감도가 높다. 이런 검사에 음성이면 수막염의 가능성은 거의 없다.
- 편두통을 예측하는 POUND 스코어(표 2)가 있다. 4항목 이상 양성이면 우도비 24로 높지만, 근거가 된 연구[2]의 환자 수가 적어 이용에 주의가 필요하다. 이 스코어 이외에 전구 증상(섬광 암점이나 청각 과민 등)도 중요하다.

일반 원칙

★ 눈과 측두동맥을 반드시 확인한다!
★ 갑자기 발생한 후 최악의 상태가 되며 악화하는 경향을 놓치지 않아야 한다!

문헌 ≫≫≫

1) Ikeda M: Using vital signs to diagnose impaired consciousness: cross sectional observational study. BMJ 325: 800. 2002.
2) Detsky ME, et al: Does this patient with headache have a migraine or need neuroimaging JAMA 296(10):1274-1283. 2006

증상별 일반 원칙 **10**

어지럼

red light
간과하면 안 된다

- 입주위 저림 증상→ 중추성(뇌간 허혈 증상)의 가능성이 있다.
- 걸을 수 없음→ 실조 증상, 중추 신경 증상의 가능성을 제외할 수 없다.
- 난청→ 현기증과 동시 발생하면 돌발성 난청 가능성이 있다. 즉시 ENT에 의뢰한다.
- 상황이 확실치 않은 presyncope→ 안이하게 혈관 운동성 실신이라 진단해서는 안 된다. 경증도 추적 관찰 필요.

돌려보내면 안 되는 환자 판별법

단순히 "어지럽다"고 말해도 그 종류에 따라 감별해야 하는 진단과 중증도 는 전혀 다르다. 어지럼 환자를 보게 되면, 먼저 회전성 현기증(vertigo), 실신성 현기증(presyncope), 부동감(dizziness) 중 어느 쪽인지 판단한다.

Vertigo · · · · · · · · · · · · · · · · · · ·

Vertigo에서 돌려보내면 안 되는 질환으로 중추 신경성 질환과 돌발성 난청이 있다. 먼저 어지럼과 동시에 발생한 두통, 신경 증상, 난청 유무를 확인한다. 다음에 빈도가 높고 병력과 소견만으로 진단할 수 있는 양성 발작성 두위 현기증(BPPV, benign paroxysmal positional vertigo) 유무를 확인한다.

안정시에도 증상이 있으면 칼로릭 테스트(이경으로 고막에 구멍이 없는 것을 확인하고, 냉수 20 mL 를 외이도에 주사기로 주입한다. 보통 반대쪽으로 향하는 안진이 유발된다)를 시행한다. 안진이 유발 되지 않는 쪽이 있으면 양성이며, 전정 신경염 등 말초 현기증일 가능성이 높다.

Presyncope ·

Presyncope에서 돌보내면 안 되는 질환으로 심장성 실신(불안정 협심증, 부정맥), 순환 혈액량 감소 (hypovolemia), 빈혈 등이 있다. 심전도와 기립 검사(누웠다가 일어서서 혈압·맥박을 측정하며, 일어 서서 수축기 혈압 20 mmHg 이상 저하 또는 맥박 20회/분 이상의 상승을 양성으로 한다)는 필수이다.

필요에 따라 Holter 심전도나 운동 부하 심전도, 빈혈 검사를 시행한다. 신경학적 소견이 없으면 머리 CT/MRI 검사는 불필요하다.

Dizziness ·

Dizziness에서는 신경계 진찰이 필요하다. 특히 실조 증상에 주의한다. 걸을 수 없는 환자는 돌아가면 안 된다.

모든 현기증 ·

모든 현기증에서 공통되는 중요한 정보로 활력징후, 기저 질환, 복용약(혈압강하제 등)을 확인한다.

---

green light

이것은 안심

- "30초~1분 이내 개선되며, 안정을 취하면 증상이 없어진다"를 만족하는 두위 변환성 vertigo (BPPV)는 걸을 수 있으면 돌아가도 좋다.
- Presyncope 증상 출현 시 정황상 명확하고, 심장성, 기립성 저혈압, 출혈, 약제 관련성 등을 배제할 수 있으면 혈관 운동성 실신으로 안심할 수 있다. 출혈이 있는 경우는 주의해야 한다!

일반 원칙

★ 실신성 현기증에는 CT보다 심전도!
★ BPPV가 아닌, 걸을 수 없는 현기증은 돌아가면 안 된다!

증상별 일반 원칙 **11**

실신

red light
간과하면 안 된다

- 앉거나 누워서 또는 노작 중 실신, 두근거림 · 흉통 등 흉부 증상이 있는 실신, 전구 증상이 없는 실신→ 심장성 실신 가능성
- 저혈압이 지속되는 실신→ 중증 빈혈 가능성
- 실신 직전 상태(presyncope)는 실신과 완전히 같은 증후로 생각한다!

돌려보내면 안 되는 환자 판별법

실신의 원인을, 1) 기립성 저혈압, 2) 빈혈에 의한 실신, 3) 신경 조절성 실신 증후군, 4) 심장성 실신 등 4개로 나누어 순서대로 생각하면 좋다. 또 감별 진단(실신으로 나타나는 질환)으로 간질, 수면 무호흡 증후군, 탈진 발작(narcolepsy) 등을 고려해야 한다.

기립성 저혈압 · · · · · · · · · · · · · · · ·

누웠다 일어서는 체위 변환시 압력 수용기 반사계 이상으로, 순환 혈장량 저하시 고도의 혈압 저하를 일으키는 병태를 의미한다. 기립 검사(누웠다 일어서는 체위 변환 직후와 3분 후에 혈압 · 맥박 수를 측정하여 수축기 혈압 20 mmHg 이상 저하 또는 맥박 수 20회/분 이상 증가하면 양성)로 진단한다. 약제성 또는 자율신경 실조를 가진 질환(당뇨병 등)이 기저에 존재하는 경우가 있다.

빈혈 ·

기립성 저혈압에 의한 실신으로 진단되면 빈혈이 없는지 반드시 확인한다. 위장관 출혈, 복부 대동맥류, 자궁외 임신 파열 등에 의한 중증 빈혈이 있으면 혈관 내 혈액량 감소에 의한 기립성 실신을 일으킬 가능성이 있다.

신경 조절성 실신 증후군(혈관 미주신경성 실신, 상황 실신, 경동맥성 실신) · ·

장시간 기립, 신체 · 정신 스트레스, 통증, 경동맥동 자극, 기침, 배변 · 배뇨 등 특정 상황에서 미주신

경의 과도한 긴장으로 일과성 혈압 저하와 서맥에 의한 실신을 일으키는 병태. 신경 조절성 실신 증후군은, 현기증, 구역, 식은땀 등 전구증상에 따르는 경우가 많다. 기본적으로 예후는 양호하다.

심장성

심근경색, 폐 혈전색전, 부정맥, 판막증, 심근증 등이 원인이 될 수 있다. 심장성 실신이 있는 환자의 1년 내 사망률이 30%에 이른다는 보고가 있어 절대로 간과하면 안 되는 실신의 하나이다. 앉거나 노작 시 나타난 실신, 전구증상이 없는 실신, 흉통이나 두근거림이 따르는 실신은 심장성 실신을 의심하게 한다. 돌연사의 가족력이나, 심부전 과거력에 주의한다. 심장성 실신을 의심하는 병력, 심잡음, 심전도 이상이 있으면 입원하여 정밀 검사를 시행한다.

모든 실신에서

먼저 "실신"인지 정확하게 확인하고(간질이나 수면 발작 등을 제외한다) 외상 여부에 대한 확인도 잊지 않아야 한다(특히 두개내 출혈). 실신을 일으킨 상황, 가족력, 환자의 과거력, 복용 중인 약제 등을 자세히 조사한다. 활력징후 체크, 신체 진찰(특히 심음), 심전도, 혈액검사를 시행하여 심장성 실신이 의심되면 입원을 권고한다.

green light
이것은 안심

- 일어선 직후의 실신이고, 기립 검사에 양성이며, 혈관 내 용량 감소의 근거가 없으면 기립성 조절 장애이다. 빈혈 등 중증 기저 질환이 없으면 돌아가도 좋다.
- 전구 증상이 있으며, 장시간 서 있거나, 특정 상황(배뇨·배변 후, 기침)의 실신은 신경 조절성 실신 증후군으로 귀가해도 좋다.

일반 원칙

★ 실신에서 발작을 일으킨 상황을 자세히 확인한다!
★ 항상 심인성 실신을 고려하고, 감별할 수 있을 때까지 절대 돌아가면 안 된다!
★ 혈액 검사에 빈혈이 없어도 빈혈을 제외할 수 없다!

문헌 >>>
1) 이노우에 히로시: [2005-2006년 합동연구반 보고] 실신의 진단·치료 지침. Circ J 71 (4): 1049-1101, 1103-1114, 2007
2) Tierney LM/야마우치 토요아케 (역) 듣는 기술, 대답은 환자에게 있다 일경BP사, 2006.

증상별 일반 원칙 **12**

의식 장애

red light
간과하면 안 된다

- ABCDx2→ 의식 장애를 빠짐 없이 감별! ABC 체크→ Do "DONT" → 다시 또 한 번의 ABCD
- 저혈당→ 설폰요소제에 의한 저혈당은 입원시켜 경과를 관찰한다. 돌려보내면 중증 혼수로 다음날 되돌아온다!
- 알코올→ 잠복된 두부 외상에 주의!
- 저체온→ 배후에 있는 패혈증을 놓치지 않는다!

돌려보내면 안 되는 환자 판별법

의식 장애에서는 먼저, 곧바로 치료 가능한 것부터 진단·제외하고, 그 다음에 자세한 감별 진단을 고려한다. 우선 쇼크의 감별을 위해 ABC를 체크하고, 다음에 "DONT", 마지막에 ABCD를 시행한다.

ABC 체크 ·

먼저 긴급도가 높은 의식 장애인지 체크 필요. ABC (Airway, Breathing, Circulation)에 이상이 있으면 순환 부전·호흡 부전에 의한 의식 장애 가능성이 있으므로, 긴급히 대처한다.

Do "DONT" ·

먼저 치료 가능한 병태에 초점을 맞춘다. Dextrose(포도당), Oxygen(산소), Naloxone(마약 길항제), Thiamine(비타민 B1). 실제로 마약 중독은 적으므로 naloxone 대신 Anexate(벤조디아제핀 길항제)를 넣어 기억한다. 비타민 B1 결핍을 의심하는 경우에도 포도당보다 먼저 비타민 B1을 투여하지 않으며, 포도당 단독 투여로 증상이 악화되는 경우도 있어 주의한다.

다시 또 한 번의 ABCD ·

의식 장애 감별을 위한 AIUEOTIPS(표 1), 병력 청취(Background), 머리 CT, 신경학적 소견(Dysfunction of CNS)의 머리 글자이다.

표 1 AIUEO TIPS

A	Alcohol	알코올	T	Trauma	외상
I	Insulin	저혈당, 고혈당		Temperature	저체온, 고체온
U	Uremia	요독증	I	Infection	감염증
E	Encephalopathy	뇌증(고혈압성, 간성, Wernicke)		Infarction	심근경색, 뇌경색
	Electrolyte	전해질 이상	P	Psychogenic	정신 질환
	Endocrinopathy	내분비 이상		Stroke/SAH	뇌혈관 장애
O	Oxygen	저산소증, CO2 나르코시스, CO 중독	S	Seizure	경련
	Overdose	약물 중독		Shock	쇼크

의식 장애에서 병력 청취가 매우 중요하다. AIUEO TIPS로 감별을 생각하고, 필요에 따라 머리 CT를 고려 한다. 의식 장애 정도를 GCS로 평가하고, 동시에 신경학적 이상 소견이 없는지 확인한다.

AIUEO TIPS에 의한 감별 진단 시 필요에 따라 채혈(간, 신기능, Ca을 포함한 전해질, 암모니아, 혈청 삼투압, 각종 호르몬 등), 채뇨, 혈액가스 분석(pH, CO, CO_2), 심전도, 머리 MRI, 뇌파, 요추 천자 등을 고려한다.

green light

이것은 안심

- 초속효성 인슐린 제제에 의한 저혈당은 외래에서 수 시간 관찰 후 귀가 가능하다.

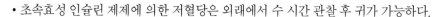

일반 원칙

★ ABCDx2로 빠짐 없는 감별과 치료를!

★ Do "DONT"를 잊지 말고 검사 전에 실행!

증상별 일반 원칙 13 시력 장애 · 시야 협착 · 안구 충혈

red light
간과하면 안 된다

- 전방 축농→ 실명할 수 있는 안내 감염증
- 전방 출혈→ 외상, 망막 박리, 초자체 출혈
- 한쪽 눈의 충혈과 두통, 구역이 있을 때→ 녹내장 발작
- 화농성 눈곱이나 눈을 뜰 수 없을 정도의 이물감이 있는 눈 충혈→ 세균성 각막염, 각막 궤양
- 실모양 충혈이나 동공 크기가 다른 붉은 눈→ 실명 가능성

돌려보내면 안 되는 환자 판별법

시력이나 시야 이상 ·

"잘 보이지 않는다" 라고 호소하는 환자에게 먼저 시력 이상인지, 시야 이상인지 확인한다.

양쪽성 시야 결손

동측 반맹이나 사반맹의 급성 발생에서는 뇌졸중을, 서서히 발생되면 뇌종양을 의심한다.

편측성 시야 이상

돌발성, 무통성 시력 소실이 있으면 망막 중심동맥 폐색증을 생각해 즉시 안과 의뢰가 필요하다. 안저 소견에서 황반부만 붉은 cherry red spot나, 환측의 Marcus-Gunn 동공(환측의 구심성 시신경 장애에 의해, 교호 대광 반사 검사에서 건측에서 환측으로 광자극을 옮기면 환측 동공이 확장되는 상태)이 나타난다. 급속히 진행되는 시력 저하에서는 망막 중심정맥, 분지정맥 폐색증을 의심하며, 안저 망막 정맥 충혈이나 화염상 출혈을 확인한다. 어린 나이에 급성 편측성 시력 저하와 눈을 움직일 때 통증이 있으면 구후성 시신경염을 생각한다. 외상 병력이나 비문증이 있으면 망막 박리나 초자체 출혈을 의심한다. 일과성 흑내장(일시적으로 한쪽 눈이 전혀 안보이는 것)에서는 측두동맥염 등 경동맥 병변이나 심질환을 감별할 필요가 있으며, 긴급한 정밀 검사가 필요하다.

눈의 충혈 ·

장액성 눈곱과 결막의 소속 림프절인 귀 앞의 림프절 비대가 있으면 바이러스성 결막염을 생각한다. 아데노 바이러스 결막염은 전염력이 강해 학교에 등교시켜서는 안되며 공중위생의 입장에서 간과해서는 안 된다. 대부분 발열과 인두염을 동반하며(인두 결막염), 때로 각막도 손상된다(유행성 각결막염).

각막염에서는 눈의 이물감과 눈부심이 나타나며, 진행되면 안내염을 거쳐 실명하는 경우도 있어 주의한다. 눈을 뜰 수 없을 정도로 심한 이물감이나 화농성 눈곱, 각막 혼탁이 있으면 중증화되기 쉬운 세균성 각막염 가능성이 있다. 특히 콘택트렌즈의 지속적인 착용 시에는 세균 감염 위험이 높다. 실 모양 충혈(각막 주위 안구 결막의 윤상 충혈)이나 동공 크기 차이(환측 동공이 1 mm 이상 축동된다)도 각막염이나 포도막염을 시사하는 중요한 소견이다. 또 삼차신경 제1 · 2지 영역의 대상포진에서는 바이러스성 각막염이 합병될 수 있어 신속히 안과에 의뢰한다. 안면 신경마비가 있으면 토안에 의한 건조성 각막염에 주의한다.

급성 폐색우각 녹내장은 전방수 통과 경로가 폐색되어 현저한 안압 상승에 의해 일어나는 질환이다. 환측 눈의 급격한 통증, 시력 저하, 충혈을 호소하나, 때로 구역 · 구토, 두통 등의 동반 증상만을 호소하여 진료받는 경우가 있어 주의가 필요하다. 시진에서 실모양 충혈, 각막 혼탁이 있으며, 동공은 중등도 산대되고, 대광 반사가 소실되거나 둔해진다. 녹내장에서 안압은 정상 상한인 20 mmHg의 2~4배까지 상승되고 안구는 돌처럼 단단해진다. 눈을 감고 눈꺼풀 위에서 촉진하여 환자와 자신의 안압을 비교하면 안압 증가를 짐작할 수 있다.

green light
이것은 안심

- 결막하 출혈: 증상이 없어 거울을 보거나 다른 사람이 지적하여 알게 된다. 기침, 재채기, 구토 등이 유발 요인이 된다. 1 ~2주 내에 소실되며 치료할 필요는 없다.
- 결막 병변에서는 눈부심이나 심한 이물감은 없으며, 눈을 뜰 수 있는 눈의 충혈은 알레르기성이나 바이러스성 결막염, 안구 건조를 생각한다.

일반 원칙

★ 돌발성 시력 저하, 시야 이상, 녹내장 발생은 즉시 안과에!

흉통

red light
간과하면 안 된다

- 5-killer chest pain→ 치명적이며 응급성이 높은 5개 질환; 급성 관상동맥증후군, 대동맥 박리, 폐색전, 긴장성 기흉, 식도 파열.
- 갑자기 발생되면 상기 질환의 가능성이 높다.
- 상복부 질환→ 대항마로서 항상 기억해 둔다.

돌려보내면 안 되는 환자 판별법

흉통을 일으키는 질환은 매우 많다. 그러나 우선 중요한 것은 1분 1초를 다투는 응급성이 높은 흉통을 감별 해내는 것이다.

갑작스런 발생 ·

"가슴이 미어진다", "찢어지는 듯하다" 같은 호소는 갑작스러운 발생을 나타낸다. 대동맥 박리, (긴장성)기흉의 흉통은 '초 단위로 발생' 하며, 급성 관상동맥증후군은 '분 단위로 발생' 한다. 통증이 시작되었을 때 "무엇을 하고 있었습니까" 라 물으면, 갑작스러운 발생에선 그 상황을 대답할 수 있는 경우가 많다. 반대로 서서히 발생한 경우 그 상황을 잘 기억하지 못한다. 대동맥 박리에서는 '대동맥 통증(갑자기 찢어지는 듯한 통증)' 이 전형적이고, '흉부 방사선 영상에서 종격 및 대동맥 음영 확대' '맥·혈압의 좌우 차이' 가 모두 없으면 음성 우도비(LR-) 0.07이지만, 의심되면 단순 CT 뿐 아니라 조영 CT를 찍어야 한다.

LQQTSFA(→ p5) ·

흉통뿐 아니라 모든 통증의 문진에서 간과하면 안 되는 것은 '찢어지는 듯한 통증', '꽉 조이는', '압박 받는' 등의 증상이다. '쿡쿡 쑤씬다', '눌러서 아프다' 등의 증상은 응급일 가능성이 낮다. 통증 지속 시간이 초 단위로 매우 짧아도 응급일 가능성이 낮다. 반대로 수 시간 이상, 때로 며칠간 지속될

때에도 심근경색을 배제할 수 있으면 응급성은 높지 않다.

'노작성 악화'는 노작성 협심증, '이른 아침 발생'은 이형 협심증을 시사하지만, '식사 전후 악화'는 위장관 질환 가능성이 높고, '심호흡·기침에 의해 악화'되는 증상은 흉막통일 가능성이 높다. 기흉, 흉막염, 심막염, 폐색전 등을 감별해야 하지만 근육통에 대해서도 감별해야 한다. 아울러 '몸을 젖히거나 비틀면 악화'되고 '앞으로 구부리면 호전'되는 증상에서 심막염, 근육통의 가능성을 감별해야 한다. 또 방사통, 식은땀 등의 증상은 다른 소견보다 급성 관상동맥증후군의 양성 우도비(LR+)가 비교적 높기 때문에 반드시 청취해야 한다.

필요에 따라 심전도, 흉부 방사선사진, 채혈(심근 효소, D-다이머), 조영 CT를 시행한다. D-다이머는 대동맥 박리, 폐색전에서 민감도가 높지만, 이를 완전히 배제할 수 없는 점에 주의해야 한다.

상복부 질환 ·

흉통에서 명치 주변 통증을 간과하기 쉽다. 별도로 진단되지 않을 때는 상복부 질환 가능성을 항상 고려한다.

모든 흉통에서 ·

모든 흉통에 공통되는 중요한 정보로 활력징후를 포함한 ABC 체크(→ p 54)가 중요하다. 또 기저 질환의 조사도 중요하여, 관상동맥질환 병력이 있고 이번에도 같은 증상이면 급성 관상동맥증후군의 가능성이 높다.

---

green light

이것은 안심

- 갑자기 발생되었으나 한쪽에만 있고, 30초~1분 내에 0/10로 개선되는 통증이 반복되는 경우 대상포진과 흉추 압박 골절이 아니라면 돌아가도 좋다.
- 눌러서 재현되는 통증(압통) 또는 point tenderness(한 부위의 통증)는 안심이다.

일반 원칙

★ 5-killer chest pain을 놓치지 않는다!
★ 갑자기 발생, 노작성 악화, 관상동맥질환 병력, 방사통, 식은땀 같은 증상에는 의사도 식은땀이 난다!

두근거림

red light
간과하면 안 된다

- 빈맥 및 서맥→ 부정맥, 심장 질환, 빈혈 가능성
- 저혈압, 실신 및 presyncope→ 부정맥, 심장판막증 가능성
- 흉통, 호흡곤란→ 심근경색, 폐색전 가능성

돌려보내면 안 되는 환자 판별법

환자가 호소하는 두근거림의 의미는, 심박수 증가·감소, 일정하지 않은 맥박, 강하게 촉지되는 박동, 흉부 위화감 등 다양하다. 먼저 환자의 호소가 이 중 어느 것에 해당하는지 판단한다. 가능하면 환자 자신이 책상을 손가락으로 두드려 두근거림을 재현하면 좋다.

절대로 놓치면 안 되는 것은 심장 질환에 의한 두근거림이다. 먼저 혈압, 맥박(리듬과 수)를 확인한다. 기저 질환, 복용약도 반드시 확인한다. 동반 증상으로 ① 실신이나 presyncope, ② 흉통, ③ 호흡곤란 유무를 확인한다. 실신이나 presyncope가 따르면 심장 질환(부정맥, 심근허혈, 판막증 등)이나 빈혈 유무를 반드시 평가한다. 흉통이나 호흡곤란이 따르면 심근경색이나 폐색전 가능성을 생각한다.

순환기내과 의뢰가 곧바로 필요한 질환은, 실신이나 presyncope를 동반한 부정맥, 판막증, 심근경색, 서맥성 부정맥, 방실해리, 폐색전 등이다. 활력징후가 안정된 발작성 상심실성 빈맥, 심실성 기외 수축, 발작성 심방세동은 당황할 필요가 없지만, 향후 치료 방침을 신중히 결정해야 한다.

부정맥 ·······························

증상이 있는 상태에서 심전도를 찍으면 진단이 되지만, 발작성 부정맥은 진료 시 소실된 경우가 많으며, 이때는 심전도가 정상이어도 심장 질환을 제외할 수 없다. 심방세동이 의심되면 갑상선 기능 검사는 필수이다. 부정맥을 유발할 수 있는 복용약, 심장 질환, 고혈압, 당뇨병 병력을 조사한다. 카페인, 스트레스나 피로, 운동은 발작성 상심실성 빈맥, 심실성 기외 수축의 유발유인이 될 수 있으므로 증상 출현과 관련이 있는지 확인한다.

진료 시에 증상이 없으면 Holter 심전도를 고려하지만, 증상의 빈도가 낮으면 검출될 가능성도 낮아진다. 일반 검사를 시행하여 이상이 없어도, 발작성 부정맥을 의심하는 병력이 있거나 증상이 심하면 순환기내과에 의뢰한다.

공황장애 발작 ·

발한, 떨림, 가슴이 답답함 등을 동반한 에피소드가 반복되면 공황장애 발작을 의심한다. 공황장애의 진단에는 불안 예상의 존재가 필수적이며, 병력 청취를 통해 반드시 확인한다. 그러나 발작성 부정맥에 의해 발작이 유발될 가능성도 있으므로 부정맥의 제외가 필요하다.

green light

이것은 안심

- 증상이 있을 때 심전도가 정상적이면 부정맥은 거의 배제할 수 있다.
- 활력징후가 안정된 발작성 상심실성 빈맥, 심실성 기외 수축, 발작성 심방세동에는 당황할 필요가 없다.

일반 원칙

- ★ 두근거림에서 반드시 스스로 맥박을 확인하는 활력징후 체크!
- ★ 두근거림에서 환자에게 손가락으로 리듬을 재현시켜 판단한다!

증상별 일반 원칙 16

호흡곤란

red light
간과하면 안 된다

- 인두통 + 호흡곤란→ 급성 후두개염 가능성
- 흉부 방사선 정상 + 호흡곤란→ 폐 혈전 색전증 가능성
- 발진 + 호흡곤란→ 아나필락시 가능성

돌려보내면 안 되는 환자 판별법

호흡곤란 시 방치하면 생명에 위협이 되는 높은 응급성의 중증 질환이 원인인 경우가 있다. 그러나 환자에 따라서는 구급차를 부르지 않고 하룻밤 참고 다음날 걸어서 내원하는 환자도 있으므로 먼저 활력징후를 확인하고 진료실에 들어왔을 때 첫인상을 중요시하고, 필요시 처치실로 옮겨 치료를 시작한다.

인두통 + 호흡곤란 ·

급성 후두개염 가능성을 생각한다. 상기도 폐색 유무 체크에는 목의 그르렁거림, 쉰목소리나 muffled voice 등 목소리 이상을 조사한다. 특히 침을 삼킬 수 없을 정도의 인두통(침흘림이 있다), 목 앞부분의 압통이 있으면 급성 후두개염을 의심하여 긴급히 ENT에 의뢰한다. 급성 후두개염에서 안이한 인두 진료는 위험하다.

흉부 방사선 정상 + 호흡곤란 · · · · · · · · · · · · · · · · · ·

흉부 방사선 영상이 정상이라는 판독 결과에 안심해선 안된다. 반대로 원인이 밝혀지지 않았다고 생각하여 정확한 원인 검색을 시작해야 한다.

심부정맥혈전증(DVT) 위험이 높으면 폐 혈전 색전증 가능성을 생각하여 조영 CT를 시행한다. 폐 혈전 색전증에서 SpO2가 정상인 환자도 있으므로 주의가 필요하다.

또 환자 중에는 빠른 호흡을 "숨쉬기 괴롭다"고 표현하는 경우도 있다. 당뇨병이나 알코올 과음 환

자에서 빠른 호흡은 대사성 산증의 호흡성 보상일 가능성이 있어 혈액 가스 분석이 필요하다.

발진 + 호흡곤란 ·

아나필락시 가능성을 의심한다. 특별한 기저 질환이 없는 젊은 사람에서도 발생 가능성이 있어 긴급 처치가 필요한 경우가 있다.

모든 호흡곤란에서 ·

모든 호흡곤란에 공통되는 중요한 정보로 활력징후, 기저 질환 확인이 매우 중요하다. 필요에 따라 흉부 방사선, 심전도, 혈액검사를 함께 확인한다.

green light
이것은 안심

• 호흡곤란은 원인이 되는 질환의 중증도나 응급성을 생각하면, 안심할 수 있는 증후는 적다고 생각된다. 다른 질환에서처럼 원인 감별이 필요하며, 원인이 확실하지 않으면 경과 관찰을 위한 입원이 필요하다.
• 반대로 천식 발작이나 폐렴 등 증상에 따라서 입원이 필요하나, 진단 후 귀가가 가능한 경우도 있다.

일반 원칙

★ 흉부 방사선 소견이 정상인 호흡곤란은 반드시 원인 검색을!
★ 심인성 호흡곤란으로 진단하려면 반드시 기질적 질환 배제를!
★ 원인 불명의 호흡곤란에서 경과 관찰 목적의 입원도 고려!

기침 · 가래

red light
간과하면 안 된다

- 놓치면 안 되는 동반증상→ 발열, 흉통, 피가래, 호흡곤란, 체중 감소, 식은땀, 식욕 저하 등
- 놓치면 안 되는 병력→ 결핵(접촉력, 보호 시설 입소자나 노숙자, 투석 환자, 스테로이드 · 면역 억제제 사용)
- 놓치면 안 되는 신체 소견→ 빠른 호흡, 호흡 잡음, 경정맥 충혈, 하지 부종

돌려보내면 안 되는 환자 판별법

기침 · 가래를 주소로 외래에서 진료하는 환자는 매우 많아 감별 진단 대상도 광범위하다. 따라서 급성(3주 미만)과 만성(3주 이상)으로 나누어 감별 질환을 시행하는 것이 좋다. 놓치면 안 되는 질환으로, 급성 기침 · 가래에서는 폐렴, 기흉, COPD(만성 폐색성 폐질환)의 급성 악화, 중증 천식, 폐 색전증이며, 만성 기침 · 가래에서는 폐결핵, 심부전, 폐암을 유념해야 한다.

급성 기침 · 가래에서 폐렴의 감별이 중요하다. 흉부 방사선 영상이 중요하지만 대부분 급성 상기도염 증상으로 시작되어 영상 검사보다 Heckerling rule[1]이나 Diehr rule[2](기침 환자에서 콧물, 인두통, 식은땀, 근육통, 하루 종일 계속된 기침, 가래, 호흡수 〉 25회/분, 체온 〉37.8℃를 점수화한 폐렴 예측 스코어)과 신체 소견, 활력징후로 폐렴을 감별한다. Heckerling rule은, ① 37.8℃ 이상의 발열, ② 맥박 100회/분 이상의 빈맥, ③ crackles 청취, ④ 호흡음 감소, ⑤ 천식 아님 등 5개 항목을 이용하는 스코어이다. 4 항목 이상 양성인 경우에 특이도가 높다(민감도 38~41%. 특이도 92~ 97%). 천식이 의심되는 환자에서는 반드시 야간 증상을 확인한다. 낮의 외래 진료에서는 증상이 없어도 야간 증상에서 중증도를 판단한다.

만성 기침 · 가래에서는 호흡기 증상뿐 아니라, 체중 감소나 식은땀 등 동반 증상도 확인한다. 결핵이나 호흡기질환 환자의 과거력, 주변의 유행 질환, 해외 여행력, 흡연력, 알레르기, 복용약 등에 대해 확인한다. 활동성 결핵은 놓쳐서는 안 되는 중요 질환이다(표 1).

신체 진찰에서는 활력징후가 중요하다. 특히 호흡수는 매우 유용한 지표이다.

정상 호흡수는 20±5회/분이다. 흉부 청진에서 잡음 유무에 주의한다. COPD 의심시에는 등의 청진이 중요하며, 천식 의심 시에는 강제 호기로 청진한다.

표 1 활동성 결핵 관련 인자

소견	오즈비(95% 신뢰구간)
결핵 위험*1 및 만성 증상*2	7.9(4.4~24.2)
고열	2.8(1.1~8.3)
Crackles 청취	0.3(0.1~0.5)
흉부 방사선 이상	14.6(3.7~57.5)

*1: 결핵 환자와 접촉, 보호 시설 입소, 노숙자 등
*2: 체중 감소, 식은땀, 식욕 부진, 지속적 발열, 기침, 가래, 객혈 등

(문헌 3)

초진에서도 만성 환자, 상기 열거한 증상이 동반되었거나 흉부 청진상 이상이 있으면 흉부 방사선을 촬영한다. 여성에서 방사선 촬영 전 반드시 임신 유무를 확인한다. 필요에 따라 채혈, 폐기능 검사, 가래 검사, 심전도 등을 추가한다.

green light

이것은 안심

- 급성 기침 · 가래에서 코와 인두 증상만 있으면 경과 관찰이 가능하다.
- 만성 기침 · 가래에서 흉부 방사선 소견이 정상인 것이 중요하다.

일반 원칙

★ 호흡수는 중요한 활력징후 중의 하나!
★ 결핵을 반드시 유념해 둔다!

문헌 ≫≫≫

1) Heckerling PS, et al: Clinical prediction rule for pulmonary infiltrates. Ann Intern Med 113:664-670, 1990.

2) Diehr P, et al: Prediction of pneumoniae in out patients with acute cough-a statistical approach. J Chronic Dis3 7:220, 1984

3) Juan P, et al: Evaluation of clinical parameters to predict Mycobacterium tuberculosis in inpatients. Arch Intern Med 160:2471-2476, 2000.

증상별 일반 원칙 18 토혈 · 하혈

red light
간과하면 안 된다

- 놓치면 안 되는 병력 · 동반증상→ 실신 유무, 갑자기 발생, 간질환 병력, 약 복용력(NSAIDs나 아스피린 등)
- 놓치면 안 되는 신체 검사 결과→ 혈압 저하, 맥박 상승, 쇼크 지수 양성, 기립시 활력징후 변화

돌려보내면 안 되는 환자 판별법

원칙적으로 토혈 · 하혈은 돌려보내면 안 된다. Treitz 인대를 경계로 상부 위장관 출혈과 하부 위장관 출혈을 구분한다. 토혈에서 주의해야 할 것은 객혈과의 감별이며, 동반 증상(기침이나 가래)이나 토사물 중 혈액 · 기포 등이 감별점이다. 하혈에서 혈변의 13%는 상부 위장관 출혈에 의한다는 보고나, 흑색 대변이 회맹부 부근 하부 위장관 출혈에서도 나타날 수 있어 출혈 원인의 구분이 쉽지 않은 경우도 있다.

토혈 · 하혈에서 활력징후는 중요하다(특히 혈압과 맥박)! 활력징후가 정상인 경우에는 반드시 기립 또는 앉은 자세에서 혈압 · 맥박 변화를 확인한다. 앉은 자세에서는 발을 반드시 아래로 내려 측정한다. 체위 변환으로 수축기 혈압 20 mmHg 이상 저하, 맥박 20회/분 이상 증가, 실신 등 증상 출현은 유의한 순환 혈액량 감소를 시사한다. 쇼크 지수(shock index, 심박수/수축기 혈압. 정상인은 0.5이다!)가 출혈양 추정에 도움이 된다(표 1).

활력징후가 안정되어 있으면 병력을 청취한다. 기저 질환 유무나 복용약(NSAIDs, 아스피린 등)을 확인한다.

표1 쇼크 지수로 추정되는 출혈량

쇼크 지수	추정 출혈량
1.0	약 1 L
1.5	약 1.5 L
2.0	약 2 L

표2 Blatchford 스코어

- Urea 〈 6.5 mmol/L (BUN 18.2 mg/dL)
- Hb 〉 13g/dL(남성), 〉12g/dL(여성)
- 수축기 혈압 〉 110 mmHg
- 맥박 〈100 회/분
- 혈변 · 실신 · 심부전 · 간질환 없음

(문헌 1)

표3 Strate의 급성 하부 위장관 출혈 prediction rule

위험 인자	오즈비(95% 신뢰구간)
심박〉100/분	3.7(1.8~7.6)
수축기 혈압〈 115mmHg	3.5(1.5~7.7)
실신	2.8(1.1~7.5)
복통 없음	2.4(1.2~4.9)
4시간 이내 하혈	2.3 (1.3~4.2)
아스피린 복용	2.1 (1.1~3.8)

(문헌 2)

결막 빈혈은 급성 출혈에서 나타나지 않는 경우가 있어 주의해야 한다. CRT (capillary refill time, 모세혈관 재충만 시간)나 손금·손톱의 색조도 확인한다. 또 반드시 직장 검사를 시행하여 대변의 성상, 항문 주위 질환 유무를 확인한다.

토혈에서 비위관을 삽입하여 위세척으로 출혈을 확인하는 경우가 있으며, 하혈에서도 위세척으로 상부 위장관 출혈이 판명되는 일이 있어 필요시 고려한다.

상부 위장관 출혈에서 Blatchford 스코어(표 2)가 외래에서 관리 가능한 저위험 환자 판별에 유용하다. 하부 위장관 출혈에도 저위험 환자 감별에 이용하는 스코어가 있다(표 3).

green light
이것은 안심

- 원칙적으로 안심 가능한 검사 결과는 없다. 응급성 지표로 활력징후가 가장 중요하다. 동반 증상으로 실신이나 약 복용력을 확인한다.

일반 원칙

★ 복용약을 확인한다. 진통제에 주의!

★ 체위에 따른 혈압·맥박 변동이나 쇼크 지수에 주의!

★ 토혈·하혈량과 출혈량은 상관이 없다!

문헌 》》》

1) Stanley AJ, et al: Outpatient management of patients with low-risk upper gastrointestinal haemorrhage: multicentre validation and prospective evaluation. Lancet 373:42-47. 2009.

2) Strate LL, et al: Validation of a clinical prediction rule for severe acute lower intestinal bleeding. Am J Gastroenterol 100(8): 1821-1827. 2005.

증상별 일반 원칙 **19**

구역·구토

red light
간과하면 안 된다

- 복막 자극 증상→ 위장관 폐색·천공, 복막염, 장간막 동맥 폐색, 담석, 담낭염, 췌장염
- 복통을 동반하지 않는 구역·구토→ 중추성(두개내 혈종, 뇌출혈, 수막염, 지주막하 출혈, 소뇌 뇌간 병변)
- 복부 소견이 없고, 원인이 확실치 않음→ 급성 관상동맥증후군
- 위장관 이외의 질환→ 당뇨병성 케토산증, 알코올성 케토산증, 임신 입덧, 녹내장 발작
- 빠른 호흡을 동반→ 산증을 고려한다.

돌려보내면 안 되는 환자 판별법

구역·구토를 주소로 내원한 환자에서 위장 질환뿐 아니라 위장관 이외 질환도 생각한다.

위장관 질환(특히 장폐색증)

놓치면 안 되는 것은, 폐색, 천공, 복막염, 동맥 폐색 등이다.

대변 횟수, 복부 수술력과 장폐색 병력을 확인한다. 복부 방사선을 서서, 그리고 누워서 촬영하여 장관 폐색과 확장을 확인하며, 폐색성 질환과 비폐색성 질환을 판단한다. 복부 소견이 심하면 혈액 가스로 산증을 확인한다. 발열, 복막 자극 증상, CK 상승이나 산증 등 교액성 장폐색증을 의심하는 소견이 있으면, 주저하지 않고 복부 조영 CT를 시행한다. 복부 방사선으로 이상 확인이 어려운 장폐색증이나 천공도 있으므로, 복부 소견이 심하면 복부 초음파나 복부 조영 CT를 시행하며, 소장 장폐색증, 폐쇄공 탈장, 경도의 위장관 천공 등을 놓치기 쉽다. 폐색성·천공성 위장관 질환을 감별해야 한다.

위장관 이외 질환

놓치면 안 되는 경우는 중추성, 케톤산증, 급성 관상동맥증후군 등이다.

구역·구토에서 동반 증상이 감별에 도움이 되는 경우가 많다. 외상 병력, 두통이나 신경학적 소견이 있으면 중추성을 생각하여 머리 CT를 시행하며, 두개 내 혈종이나 뇌출혈을 확인한다. 발열이나 jolt accentuation(→ p 49)를 동반한 두통에는 수막염을 의심하여 요추 천자를 시행한다.

당뇨병 치료력이나 알코올 다량 섭취자에서는 혈당과 혈액가스 결과를 확인하여 케토산증을 감별한다. 소변 검사용지의 케톤 반응은 중증 케토산증에서 증가하는 β-히드록시낙산을 검출할 수 없기 때문에 주의한다. 구역에서 빠른 호흡이 산증의 호흡성 보상일 수 있으므로 주의해야 한다.

구역을 주소로 내원하는 급성 관상동맥증후군 등 심질환 환자가 상당수 있다. 급성 관상동맥 증후군 환자에서는 일반적으로 복부 소견이 없다. 흉통이 동반되면 심전도 검사를 시행하지만, 고령자, 여성, 당뇨병 환자의 심근경색에서는 증상이 비전형적이고, 흉통이 없더라도 심질환을 염두에 두어야 한다.

응급성은 낮지만 임신을 놓치면 안 된다. 착상 출혈이나 부정 출혈을 정상 생리 주기로 생각하는 경우도 있으므로, 최종 월경, 월경 주기를 확인하고, 필요하면 소변 임신 반응 검사를 시행한다.

green light
이것은 안심

- 구토와 설사가 동반된 위장염 증상에서 경구 섭취 가능하며 탈수가 경도이면 귀가 가능하다.
- 위·십이지장의 점막성 병변(염증, 궤양)이 의심되고, 토혈이 없고, 위세척에서 지속적인 출혈이 없으면 활동성 출혈이 없다고 판단해 경과를 본다.

일반 원칙

★ 복부 소견이 심하면 위장관 폐색·천공 가능성이 있어 혈액 가스, 복부 조영 CT를 고려!
★ 위장관 이외 질환의 감별을 잊지 않는다!
★ 약 복용력 청취를 잊지 않는다!
★ 여성에서 임신을 의심해야 한다!
★ 빠른 호흡을 동반한 구역은 주의한다!

복통·속쓰림

red light
간과하면 안 된다

- 활력징후의 변화, 기립성 저혈압이 있으면 중대한 질환일 가능성이 있다.
- 복통에서도 심혈관 위험인자가 있으면 심전도를 시행한다.
- 갑작스러운 발생시 중대한 질환의 가능성이 높아 주의가 필요하다.

돌려보내면 안 되는 환자 판별법

복통·속쓰림의 원인은 위장을 비롯하여 흉부, 심혈관, 부인과, 비뇨기, 대사, 피부 질환 등 다양하다. 초진 외래에서 확진이 어려운 경우가 많아 중대한 질환 여부를 반드시 감별해야 한다. 복통·설사를 무리하게 위장염이라고 진단내릴 필요는 없다. 충수염 등은 어떤 경과라도 보일 수 있다.

우선 중요 질환을 제외하는 것이 초진에서 중요하며 경과를 관찰하며 상세한 진단을 내릴 수 있다.

위장 질환

충수염, 위장관 출혈·천공, 장폐색증, 담관계 결석·감염증(담낭염, 급성 화농성 담관염), 간파열, 특발성 복막염, 급성 췌장염, 장간막 동맥혈전증, S자 결장 염전, 사타구니 탈장 감돈 등을 들 수 있다.

충수염 진단은 발생 초기에는 어려우며, 발열이나 검사치 이상이 없는 것에 주의하여 경과를 보는 것이 중요하다. 개복 수술의 과거력이 있으면 장폐색증, 심방세동이 있으면 혈전증, 간경변이 있으면 간파열이나 특발성 복막염을 고려하며, 진료시 사타구니부터 대퇴부까지의 면밀한 관찰이 필요하다. 또 고령자에서는 전형적 증상이 없는 경우가 있어 제외하기 어려운 질환이 있으면 복부 초음파 등으로 영상 평가를 시행한다.

흉부·심혈관질환

기흉, 폐색전, 허혈성 심질환, 대동맥류 박리·파열 등에서도 상복부 통증이나 속쓰림을 호소하는 경우가 있어 주의가 필요하다. 심전도나 흉부 방사선을 시행하여 증상이 상기 이외 질환으로 설명할 수 없으면 조영 CT를 고려한다.

부인과 질환 ·

자궁외 임신, 난소 출혈, 난소 염전, 골반 내 염증성 질환 등을 들 수 있다. 임신을 제외할 수 없으면 임신 반응 검사를 시행한다. 누워서 등쪽으로 퍼지는 통증은 복강내 출혈 가능성이 있으며, 자궁외 임신에 의한 출혈, 난소 출혈을 고려한다.

비뇨기 질환 ·

신장 경색, 요로 결석, 고환 염전 등을 들 수 있다. 갑작스런 허리 뒤쪽 통증과 소변 잠혈 양성이면 요로 결석으로 진단하기 싶지만, 신장 경색에서도 유사한 검사 결과를 보이므로 중노년 이후에는 심방 세동 유무를 반드시 확인해야 한다. 하복부 통증에 고환 염전이나 부고환염이 있으며, 원인이 명확하지 않으면 음부까지 관찰하는 것이 필요하다.

대사 질환 ·

당뇨병성 케토산증에서 복통을 주소로 내원하는 경우가 있다. 빠른 호흡이 나타나며 활력징후가 비정상이면 이 질환을 고려한다.

피부 질환 ·

대상포진 환자가 복통을 주소로 내원하는 수가 있으며, 등쪽을 포함하여 피부를 잘 관찰하지 않으면 놓치는 일이 있다.

위험한 질환은 모두 갑자기 시작되는 경우가 많고, 갑자기 시작된 복통은 특히 주의하여 진료할 필요가 있다. 원인이 확실치 않으면 다양한 검사가 필요하다.

green light
이것은 안심

복통은 경증으로 보이더라도 한 번의 진료로 안심하기는 어렵다. 추적 관찰이 가능한 경우라면 귀가 가능하다.
- 스트레스에서 나타난 복통 · 설사 증상이나 대변을 보면 개선되는 만성 복통.
- 젊은 사람에서 5 mm 이하 요로 결석에 동반한 복통으로 감염 증후가 없는 경우.

일반 원칙

★ 추적 관찰이 필요한 상황에 대해 설명한다!
★ 안이하게 위장염으로 진단하지 않는다!
★ 초진에서 확진이 어려운 점을 이해시키고, 귀가 시 충수염이나 대상포진 가능성을 설명한다!

증상별 일반 원칙 **21**

변비 · 설사

red light
간과하면 안 된다

변비	• 배출 가스 없음 + 구토 동반→ 장폐색
	• 심한 복부 증상 + 발열→ 교액성 장폐색증, 복막염
	• 배뇨 시 통증 + 발열→ 요로 감염증
설사	• 2 kg 이상 체중 감소 + 신체 검사상 심한 탈수 + 물을 마실 수 없음→ 수액 요법이 필요한 중증 감염성 위장염
	• 혈변→ 장출혈성 대장균 감염증, 허혈성 장염, 염증성 장질환

돌려보내면 안 되는 환자 판별법

변비 ·

변비는 의학적으로 1주에 3회 미만 배변으로 정의되며, 변비를 주소로 외래에서 진료하는 환자의 약 30%는 기능성 변비로 진단된다. 그러나 일상에서 변비라는 말은 다양하게 해석되므로, 진료에서는 먼저 배변 상황과 시간 경과를 정확히 청취할 필요가 있다. 대변을 볼 때 양이 줄어 드는 경우도 있다. 병력에서 기질적 변비를 일으키는 질환을 확인하며, 수술력 청취는 필수적이다. 복부 청진에서 장운동 상태를 확인한다.

최근 시작된 변비에서는 위험한 질환 가능성을 생각하여 진료를 진행한다. 가스 배출 없이 구토를 동반한 환자에서는 장폐색을 의심한다. 복부 신체 검사는 매우 중요하며, 심한 복부 증상이나 발열을 동반하면 교액성 장폐색일 가능성이 있다. 누워서 찍은 복부 방사선 영상에서 장관 폐색을 시사하는 장관 확장, 복수 저류를 시사하는 장요근 음영 소실이 있는지 확인한다. 교액성 장폐색증이 의심되면 혈액 가스에서 산증과 백혈구, LDH, CK 상승을 확인한다. 그러나 방사선이나 혈액 검사 상 전형적인 결과를 확인하기 어려운 경우도 많으며, 복부 검사상 장폐색이 의심되면 복부 초음파 검사나 복부 조영 CT 등의 영상 검사를 고려한다.

설사 ·

중증 설사 환자는, 2주 미만으로 정의되는 급성 설사 환자를 의미한다. 설사 횟수 · 증상 확인 시 잊지 않고 혈변 유무를 청취한다. 혈변은 장출혈성 대장균을 대표로 하는 감염성 설사나 염증성 장질환을 시사한다. 식사나 여행력을 확인해 주위에 같은 증상인 사람이 있는지 물어 감염 장소와 원인을 확인한다. 외국 여행 후 귀국 10일 이내 발병한 설사는 여행자 설사증으로 정의되어, 여행지의 감염 상황을 확인한다. 항생제 관련 설사증의 감별을 위해 약 복용력 확인이 중요하며, 특히 Clostridium difficile 관련 설사증은 복용 시작 5일부터 최대 10주까지 나타나므로 복용력을 확인한다.

진찰 소견에서 탈수 증상이 중증인 경우나 경구 섭취가 어려우면 수액 요법이 필요하다고 판단하여 입원 치료를 고려한다. Clostridium difficile 관련 설사증, O157 감염성 설사증, 로타바이러스성 설사가 의심되면 검사를 의뢰한다. 입원하는 경우 추정되는 원인에 따라 격리 관리 등 대응이 필요하며, 각 병원의 감염 관리 규정에 따라 대처한다. 가벼운 감염성 위장염에는 항생제가 필요 없고, 지사제는 균혈증 위험을 증가시켜 보균 상태를 장기화시키므로 신중히 사용해야 한다.

위장관 이외에 요로 감염증 등에서 변비나 설사를 일으키는 경우도 있다.

green light
이것은 안심

• 만성 변비에서 복부 증상 없이 배변에 성공하면 귀가 가능하다.
• 경구 섭취가 가능하고, 탈수 증상이 가벼운 설사 환자는 귀가 가능하다.

일반 원칙

★ 단순 방사선상 감별할 수 없는 장폐색증도 있어 복부 증상이 심하면 복부 조영 CT를 고려!
★ 복부 소견이 심하면 교액성 장폐색증 가능성을 고려하여 혈액 가스를 포함한 혈액 검사로 평가!
★ 탈수 증상이 심하며, 경구 섭취가 불가능한 환자는 수액 요법을 고려!
★ 위장관 이외의 변비 · 설사증 가능성을 고려!

요통

red light
간과하면 안 된다

- 안정 시 통증→ 추간 연골염 등 감염증, 악성 종양
- 진행성 신경 증상(운동 · 감각마비, 방광 · 직장 장애)→ 마미 증후군(Cauda equina syndrome)
- 발열, 체중 감소, 악성 종양 병력→ 악성 종양
- 돌발적 발생→ 신장경색, 대동맥 박리 등 혈관병변
- 앞으로 구부린 자세→ 췌장염

돌려보내면 안 되는 환자 판별법

　요통의 원인은 ① 기계적 장애(97%), ② 비기계적 장애(1%), ③ 내장 질환(2%)으로 크게 나눌 수 있다. ②에는 악성 종양 0.7%, 감염 0.01%, 염증성 관절염 0.3%이 포함된다. ③에는 골반 내 장기 질환, 신장 질환, 대동맥류, 위장 질환이 포함된다[1].

자세 ·

　일반적으로 근골격계 통증은 간헐적이며 누우면 감소되나, 감염이나 악성 종양에서는 지속성이고 누워도 개선되지 않으며, 밤에 자다가 통증으로 깨는 수가 있다. 그러나 이런 차이만으로 양자를 엄밀하게 감별할 수 없다. 장요근 농양에서는 고관절을 구부리고 자는 경우가 많다.

신경 증상 ·

　마미 증후군에서는 방광 · 직장 장애, 보행 장애, 안장 모양의 양쪽 감각 소실(회음, 엉덩이, 대퇴 후상부의 장애)이 나타난다. 이 증후군이 의심되면 반드시 직장 진찰로 항문 괄약근 이완 유무를 확인한다. 90%에서 요로 폐쇄가 있으며, 배뇨 후 잔뇨 측정이 정상이면 마미총 압박 가능성은 낮다. 방광 · 직장 장애는 24~48시간 이상 경과하면 회복이 어려워 시급히 외과적 감압술을 시행해야 한다.

동반 증상(혈뇨 등) ·

요로 결석 빈도가 높다. 그러나 복부 대동맥류 등 중증 질환을 잊지 말고 감별하기 위해서 복부 초음파 검사를 해야 한다(∅ 3~4 cm의 복부 대동맥류에서 33%만 촉지, ∅ 5 cm 이상에서도 75% 밖에 촉지되지 않는다). 복부 대동맥류에서 염증의 파급이나 압박 결과로 소변 잠혈 반응이 양성인 경우가 적지 않아 고혈압이 있는 고령자에서 반드시 감별해야 하며, 특히 장골 동맥류에서는 요관 결석과 부위가 비슷하여 혼동하기 쉽다.

악성 종양 ·

요통은 악성 종양 전이에 의한 척수 압박 시 90% 이상에서 처음 나타나는 증상이다. 악성 종양의 병력은 중요하다. 특히 유방암, 갑상선암 환자에서는 20년이 지나도 재발될 가능성이 있어, 재발하지 않은 기간이 길어도 치유되었다고 단언할 수 없다.

green light
이것은 안심

- 요통은 근골격계가 주된 원인이나 85%의 환자에서는 정확히 진단되지 않는다. 하지만[1], 요통 발생 후 50%는 1주에, 80%는 2주 이내에, 90%는 2개월 이내에 자연 관해된다[2]. 따라서 상기 red light가 아니면 2주 정도 경과를 보아도 좋다.
- 근골격계에서 기인한 요통의 특징은 몸을 움직일 때 나타나는 통증이고, 가만히 있으면 통증은 없다.
- 수신증이나 발열 없이 요로 결석이 의심되면 복부 초음파로 복부 대동맥류를 감별한다.

일반 원칙

★ 기저 질환 없이 몸을 움직일 때만 통증이 있고, 진행되는 신경 증상이 없는 요통은 2주간 경과를 관찰하여 진단한다!

★ 갑작스런 요통 + 혈뇨의 감별에 복부 대동맥류 절박 파열도 넣는다!

문헌 〉〉〉

1) Deyo RA, et al: Low back pain. N Engl J Med 344:363-370, 2001.
2) Borenstein DG: A clinician's approach to acute low back pain. Am J Med 102 (1A):16S-22S, 1997.

증상별 일반 원칙 **23** 보행장애

간과하면 안 된다

- 편마비, 소뇌증상→ 뇌졸중
- 외상 병력→ 두개내 혈종, 척수 손상, 골절
- 요추 천자 후→ 척수 손상
- 요통, 발열→ 경막외 농양에 의한 척수 압박
- 암 환자→ 전이성 악성종양에 의한 척수 압박
- 등의 통증→ 대동맥 박리

돌려보내면 안 되는 환자 판별법

보행 장애는 근력 저하, 감각 저하, 골·관절 장애, 운동 실조 등 다양한 장애에 의해 일어난다. 따라서 보행 장애를 주소로 내원한 환자에서 앞의 red light를 의식하여 진료를 시작한다.

보행 장애의 원인 질환은 다양하지만, 돌아가면 안 되는 환자의 키워드로 중요한 것은 '급성 보행 장애' 이다. 급성 보행 장애는 뇌졸중, 중증 척수 장애, 외상을 시사한다. 따라서 병력 청취시 환자의 과거력과 함께 증상의 시간적 경과를 반드시 평가한다. 진찰에서는 하지 장애가 한쪽인지 양쪽인지 확인한다. 보행이 가능하면 그 모습의 관찰이 진단에 도움이 되며, 돌려보낼 수 없는 환자는 보행이 불가능한 경우도 많아, 누운 상태에서 진찰을 진행하는 경우가 많다.

외상 병력이 있으면 ·

외상 부위를 자세히 관찰한다. 만성 경막하 혈종은 수 주~수개월 전 두부 외상도 계기가 되므로 주의하여 병력을 청취한다. 대퇴골두 골절은 누운 상태에서 환측 하지가 외전된 경우가 많으며 대부분 보행이 어렵다. 양쪽 상하지 마비에서는 목의 척수 손상 가능성이 있다. 경추 방사선에서 탈구·골절이 관찰되면 넥 칼라로 경추를 고정한다. 목 부위의 척수 손상에서 단순 방사선 소견에 이상이 보이지 않는 경우도 많다. 병력과 신체 소견에서 목의 척수 손상이 의심되면 경추 CT, MRI를 시행하여, 척수 압박이나 척수 손상을 확인하는 동시에, 조기에 정형외과에 의뢰한다.

편마비, 소뇌 증상이 있으면 ·····················

편마비가 확인되면 뇌졸중을 의심한다. 발생 초기에 t-PA가 적응되므로 발생 시간 확인과 NIH Stroke Scale (NIHSS) 등 t-PA 투여 기준 확인이 필요하다. 코 가르키기 검사, 팔꿈치 무릎 검사 등 변환 운동장애에 이상이 있거나, 소뇌성 안진이나 어지럼증 등 소뇌 증상이 있어 소뇌 병변이 의심되면 thin slice로 머리 CT를 시행한다. 그러나 thin slice에서도 뇌간 부위의 검사 민감도가 낮기 때문에 가능하면 MRI 확산 강조 영상도 고려한다.

양하지 마비가 있으면 ·····················

양하지 장애가 있으면 척수 장애를 의심하며, 신경학적 검사 결과로 장애된 척수 부위를 추정한다. 경막외 농양 등 염증을 동반한 병변에서는 해당 부위를 두드려 통증이 나타나는 경우가 있다. 해당 부위의 방사선이나 MRI로 척수 압박 소견을 확인한다. 하행 대동맥의 박리성 대동맥류는 척수 동맥의 혈행 장애에 의해 척수 장애를 일으킬 수 있다. 좌우 혈압 차이, 흉부 방사선에서 종격 확대 등의 통증 등 대동맥 박리를 의심하는 소견이 있으면 동맥상의 조영 CT를 시행한다.

green light
이것은 안심

• 무릎의 골관절염 등 국소 원인에 의한 보행 장애.

일반 원칙

★ 급성 보행 장애는 돌려보낼 수 없는 보행 장애 환자에 대한 키워드이다!

★ 소뇌 병변이 CT로 평가되지 않는 경우도 있다!

★ 척수 병변이 의심되면 장애 부위를 추정하여 영상 검사를 시행!

증상별 일반 원칙 24

팔다리 저림

red light
간과하면 안 된다

- 갑자기 발생→ 뇌경색이나 뇌출혈 등 중추성 질환, 동맥 폐색이나 대동맥 박리 등 중대한 혈관 질환 등 가능성

- 저림 이외 동반증상(발열, 체중 감소, 방광·직장 장애)→ 농양, 종양, 척수 질환 가능성

- 손과 입 저림→ 시상병변 가능성

돌려보내면 안 되는 환자 판별법

저린다는 주소에도, 실제로 감각 저하·감각 과민, 통증, 운동마비도 있어 주의가 필요하다. 저림을 나타내는 질환에 만성 근골격계 원인이 많지만, 그 밖에도 두개내, 대사(당뇨병, 알코올, 비타민 B2·B12 결핍), 혈관, 정신 질환까지 다양하다. 그 중에서도 돌아가면 안 되는 질환은 두개내 질환(뇌경색, 뇌출혈), 척수 질환(척수 손상, 경막외 혈종, 농양, 종양), 혈관 질환(동맥 폐색, 대동맥 박리), 그리고 호흡근 마비를 일으킬 수 있는 신경·근육 질환(Guillain-Barre 증후군, 중증 근무력증) 등을 들 수 있다.

문진

발생 양식이 중요하다. 갑자기 발생하여 진행성인 증상에서는 앞에서 열거한 중대한 질환 가능성을 생각할 필요가 있다. 또 동반 증상으로 발열·체중 감소가 있으면 감염증이나 악성 종양을, 외상 후에는 척수 손상이나 경막외 혈종 유무를 고려한다. 과환기 증후군에 의한 저림에서도 과환기를 일으킨 지주막하 출혈, 대동맥 박리, 심근경색에 동반한 통증이나 폐경색에 동반한 호흡곤란이 원인일 수 있으므로 주의가 필요하다(→ p 62).

신체 소견

저림 증상의 진료에서 가장 중요한 부분으로 병변 부위(원인 병소) 추정이 가능하며, 신경 장애에 의한 병변을 말초 신경, 신경근, 척수, 뇌간, 시상, 대뇌피질 감각 부위 등으로 나눌 수 있다. 증상 발생 양상이 참고가 되는데, 좌우 대칭:척수·말초신경, 반신: 뇌·척수·신경근, 교대성: 뇌간, 장갑 양말형:

말초 신경 장애 등 이다. 이들을 자세한 신경 진찰에 의해 추정한다. 특수한 것으로 손과 입의 저림 증상을 보이는 시상병변(수구 증후군)이 있다.

척수 병변이 의심되면 직장 진찰로 방광·직장 장애 유무 확인이 필요하다.

신경 지배에 일치하지 않는 저림으로 동맥 폐색이 있으며, 이 경우 갑자기 발생, 맥박 촉지 곤란, 말초 냉감, 피부 창백 등의 소견이 있다.

검사 ·

문진·신체 소견으로 추정한 질환 감별을 위해 채혈하여 혈청 Ca, TSH, HbA1c, 혈액 가스 등을, 두개내 질환 가능성이 있으면 머리 CT, MRI를 시행한다. 척수 병변이 의심되면 MRI나 조영 CT를, 혈관 질환에는 조영 CT를 고려한다.

green light

이것은 안심

- 만성적인 말초 신경·신경근 영역 저림은 근골격계·대사성 질환이 원인이며 귀가 가능하다.
- 장갑 양말형 저림은 말초성 신경장애로 대사성 질환이 많아 긴급도가 낮다.

일반 원칙

- ★ 정밀한 진찰로 병소를 예측하자!
- ★ 저림의 원인으로 동맥 질환 가능성!
- ★ 단순한 과환기 증후군으로 가볍게 여기지 않아야 한다. 지주막하 출혈 등 중대한 질환이 숨어 있을 수 있다!

증상별 일반 원칙 **25**

육안적 혈뇨

red light
간과하면 안 된다

- 혈압 상승, 부종, 체중 증가→ 급성 사구체신염(AGN) 등의 신염 증후군
- 인두염, 피부 감염증 증상→ 소아(3세 이하에서는 드물다)의 연쇄상구균 감염 1~2주 후 혈뇨에서 연쇄상구균 감염 후 급성 사구체신염(PSAGN)을 의심한다.
- 위장염+사지의 출혈반→ 용혈성 요독증 증후군(HUS)
- 심방세동 병력→ 신장경색
- 갑작스런 옆구리 통증→ 복부 대동맥류

돌려보내면 안 되는 환자 판별법

정말로 혈뇨인지 소변의 일반 검사와 요침사로 확인한다. 혈뇨이면 사구체성과 비사구체성을 구별한다. 혈뇨에서 소변 색깔도 진단에 참고가 된다. 복부 초음파로 종양을 감별한다.

정말로 혈뇨인가 ·

육안적 혈뇨와 구별해야하는 상태로 헤모글로빈뇨, 미오글로빈뇨, 포르피린뇨, 약제, 다량의 요산염 함유뇨가 있다. 소변 잠혈 양성 + 요침사 음성이면 미오글로빈뇨나 헤모글로빈뇨를 생각한다.

혈뇨의 색깔 ·

눈으로 보아 선홍색(→ 종양의 출혈), 홍차·콜라색(→ 신장 출혈이나 오래된 출혈), 응고된 덩어리(→ 방광이나 전립선 출혈), 진한 색의 혈뇨+전혈뇨(→ 악성 종양), 배뇨 종말시 선혈(→ 출혈성 방광염) 등을 생각한다. Thompson의 2개 시험관 검사법으로, 혈뇨가 초기면 요도성, 종말이면 전립선성, 연속성이면 그 밖의 어느 곳이나 가능하다고 판단한다.

악성종양의 평가 ·

고령(50세 이상) 남성의 무증후성 혈뇨는 요로 악성종양을 제일 먼저 생각한다. 신기능이 정상이고,

소변 검사에서 급성 감염이나 AGN의 가능성이 낮으면 아침 소변을 이용한 소변 세포진을 3회 연속 시행하는 동시에 복부 초음파로 확인한다.

사구체성과 비사구체성 ·

요침사에서 변형 적혈구 비율이 70% 이상이거나 적혈구 원주가 있으면 사구체 병변 존재를 의미한다.

신염 증후군 ·

신염 증후군에서는 혈뇨, 단백뇨와 세포 원주가 동반되며 고혈압 경향이 있다. 급속 진행성 사구체 신염(RPGN)은 많은 병태와 관련되며, 거의 모든 사구체신염에서 나타나 수 주~수개월의 경과를 거쳐 말기 신부전으로 진행한다. 신기능 저하가 비교적 급속히 진행하고, 혈뇨, 단백뇨가 동반되면 의심한다. 또 보체가 저하하는 PSAGN, 전신성 루프스(SLE), 한랭글로불린혈증을 동반한 막성 증식성 사구체신염과 달리 RPGN이나 IgA 신증에서 보체는 정상이다.

감염 증후는 없는가 ·

급성 신우신염, 신농양에서는 혈뇨에 발열, 오한·전율, 옆구리 통증을 동반한다. 신유두괴사(당뇨병이나 요로 폐색, 진통제 등에 의해서도 발생한다)을 일으키기도 한다.

돌발성 ·

복부 대동맥류의 임박 파열이 혈뇨, 옆구리 통증으로 시작하는 경우가 있어 고령자의 고혈압에서 반드시 감별해야 한다. 또 혈뇨가 갑자기 나타났을 때 신장 경색도 고려해 심방세동 유무를 확인한다. 이러한 중증 질환 감별을 위해 복부 초음파 검사를 시행한다.

green light

이것은 안심

- 유사 혈뇨: 착색뇨(리팜피신→ 등적색뇨, 센나→ 적색뇨, 비타민 B1→ 황색뇨), 농축뇨, 염류뇨 등.
- 요로 결석으로 진단이 되어 발열이나 수신증, 신기능 장애가 없는 경우.

일반 원칙

- ★ 혈뇨 감별에 소변 일반 검사, 요침사, 복부 초음파를 이용한다!
- ★ 변형 적혈구나 적혈구 원주는 사구체 병변의 존재를 나타낸다!
- ★ 고령 남성의 무증후성 혈뇨에서 요로 악성 종양을 고려한다!

증상별 일반 원칙 26 배뇨곤란·요실금

red light
간과하면 안 된다

- 남성의 요로 감염증→ 전립선 비대, 전립선염, 성 감염증 동반 가능성
- 성교력→ 성 감염증 가능성은 반드시 고려한다.
- 새로이 발생한 요실금→ 전신 질환(감염증, 뇌졸중, 심근경색, 고혈당 등)의 한 증상일 가능성
- 복부 초음파에서 신우 확장→ 요폐색(유출성 요실금, 신후성 신부전) 가능성

돌려보내면 안 되는 환자 판별법

배뇨 곤란 ·

배뇨 곤란을 호소하는 환자의 대부분은 요로 감염증이며 소변 검사가 필수이다. 요로 감염증으로 놓치면 안 되는 것은, 신우신염, 전립선염, 자궁경관염, 질염 및 동반된 성병이다. 남성의 요로 감염증에서는 전립선 비대, 전립선염 유무를 보기위해 전립선을 촉진한다. 여성에서는 냉, 외음부 소양감 유무를 확인한다. 항상 성병을 고려하여 성교력을 묻는다. 요로 감염증으로 설명하기 어려운 배뇨 곤란에서는, 약의 부작용, 악성 종양, 요로 결석, Reiter 증후군 등을 생각한다.

요로폐색을 배뇨 곤란이라 호소하는 환자도 있다. 요로폐색에 의한 유출성 요실금의 경우 '소변은 문제 없이 본다'고 착각하는 수도 있어 의심되면 복부 초음파로 방광, 신우 확장 유무, 신장 실질 상태를 확인한다.

요실금 ·

요실금은 질문하지 않는 한 환자가 먼저 말하지 않는 경우가 많아 의사가 반드시 물어보는 것이 중요하다. 놓치면 안 되는 것은, 요실금이 전신 질환의 한 증상으로 나타나는 상태(요로 및 그 이외 감염증, 뇌졸중, 심근경색, 고혈당, 고칼슘혈증 등 대사 장애, 섬망, 운동 기능 장애 등), 요로 감염증, 요로 폐색에 동반된 유출성 요실금, 중추 신경계 장애, 척수 신경 장애 등이다. 특히 방광·직장 장애가 의심되면 직장 진찰에서 항문괄약근 주위의 긴장도를 확인한다.

요실금의 분류에 따른 감별(긴박성, 복압성, 유출성, 기능성 또는 혼합형 요실금)은 치료에 도움이 되지만, 그것만으로는 기저 전신 질환을 놓칠 가능성이 있다. 전신 질환을 놓치지 않기 위해 환자의 인지 기능과 신체 기능 평가를 반드시 시행한다. 또 복용약이나 수술력, 치료력, 수분 섭취 상황의 확인, 배뇨 일지 기록, 소변 검사, 잔뇨 측정(소변 검사 전후에 복부 초음파로 방광 직경 측정)을 시행한다. 배뇨 곤란에서처럼 복부 초음파로 한번에 방광과 신장 상태를 확인한다.

green light
이것은 안심

- 배뇨 곤란이 과거의 요로 감염증과 같은 증상이며, 복잡한 요로 감염증 요소가 없으면 단순성 요로 감염증 재발로 대처해도 좋다.
- 잔뇨가 없으면(무뇨가 아닌 한) '돌아가면 안 되는' 배뇨 장애는 아니다.

일반 원칙

★ 남성 요로 감염증에서는 전립선을 촉진한다!
★ 배뇨 곤란에서 반드시 성병을 의심한다!
★ 요실금에서는 전신 상태평가, 소변 검사, 잔뇨를 측정한다!

증상별 일반 원칙 **27**

불안 · 우울 등의 정신 증상

red light
간과하면 안 된다

- 연탄이나 배기가스를 이용한 자살미수자→ 일산화탄소 중독에서는 일단 회복된 후 며칠~수 주 후 중증 정신 · 신경 증상을 나타낼 수 있으므로 초진시 가벼워 보여도 고압 산소 요법 필요 여부를 놓치지 않는다.
- 고령자나 넘어질 위험이 있는 환자의 갑작스러운 인지 장애→ 만성 경막하혈종, 정상압 수두증
- 알코올 과음, 위절제 후, 편식, 영양 불량 환자의 의식 장애나 정신 증상→ Wernicke 뇌증(비타민 B1 결핍)
- 항정신성약물 · 항파킨슨병약제 복용 중 고열이나 자율 신경 증상, 정신 증상→ 악성 증후군, 세로토닌 증후군

돌려보내면 안 되는 환자 판별법

신체 증상을 호소하는 환자 ·

불안 장애나 우울증 환자가, 두통, 현기증, 가슴 답답함, 권태감 등 신체 증상을 호소하여 일반 외래에서 진료받는 경우가 많다. 환자는 정신 증상을 호소하지 않으므로 적극적으로 문진해야 한다. 특히 자살 우려가 있는 우울증을 스크리닝할 필요가 있다. 먼저 '우울한 기분' 과 '흥미 · 기쁨의 상실' 을 물어(→ p 8) 어느 한쪽이라도 있으면 우울증을 의심하고, 다음에 수면, 식욕, 체중 변화, 집중력이나 결단력 저하, 불안 · 초조, 무가치감, 죄책감 등을 묻는다. 이때 반드시 자살 충동 유무를 확인한다. "사라져 버리고 싶다", "나는 살 가치가 없다", "내가 없는 편이 모두에게 좋다" 등으로 생각하는지 묻고, 만약 있다면 "구체적으로 그런 방법을 생각하여 계획했던 적이 있습니까?" 라고 확인한다. 심한 자살 우려가 있으면 반드시 가족에게 연락하여 보호자에게 알려주고, 본인에게 "곧바로 자살하지 않겠다" 고 약속을 받은 후에 정신과 등 전문의료기관에 긴급히 의뢰한다.

외래에서 만날 가능성이 높은 정신 질환의 하나로 공황장애가 있다. 공황장애 발작은 심근경색, 협심증, 부정맥, 저혈당, 천식, 갑상선 기능항진증 등과 구별이 어려워 감별 진단이 필요하다. 또 공황장애가 의심되는 환자에게 "이상 없다" 라고만 설명하면 환자는 오히려 더 불안하게 되어 증상이 악화되기 쉽다. 공황장애 가능성을 설명하여 정신과 등 전문 외래에 의뢰해야 한다.

또한 불안 장애나 기분 장애라고 진단된 환자에서 악성 종양, 갑상선 기능 이상, 부신부전, 약제(스

테로이드, 인터페론, β-차단제 등), 금단 증상, 아급성/만성 감염증 등이 숨어 있는 경우도 드물지 않다. 정신 질환 환자에서도 신체 호소나 증후를 무시하지 않고, 필요에 따라 충분한 검사를 시행한다.

정신과 응급· ·

섬망

고령자에서 환각이나 망상을 나타냈을 때 인지 장애 증상이라고 무심히 진단해서는 안 된다. 'AIUEO TIPS' (→ p 54) 등으로 의식 장애 원인을 감별하여 섬망을 일으킨 원인을 자세히 확인하고 대처한다. 특히 활동 감소형 섬망은 놓치기 쉽다. 또 환각, 망상, 심한 흥분 등 정신 증상을 주 증상으로 발병하는 변연계 뇌염은 척수액 검사 등에서 염증 소견이 없어 정신분열증으로 오진하기 쉽다.

과환기 증후군

저산소혈증(심부전, 기흉, 폐색전 등), 당뇨병성이나 알코올성 케토산증, 갑상선 기능항진증, 알코올 금단 증상, 약제 등에 의한 2차성 과환기 상태를 감별한다. 또 공황장애나 우울증의 한 증상으로 과환기 발작을 일으키는 경우도 있다.

과량 복용

정서 불안 환자가 안정제 과량 복용으로 응급 외래에서 진료받는 경우가 있다. 이런 행위는 '지나친 행동' 이라고 무시하기 쉽지만 머지 않아 자살에 이르는 경우도 적지 않다. 자살 우려가 심한 우울증 환자와 같은 대처가 필요하다.

green light
이것은 안심

- '우울한 기분' 및 '흥미와 기쁨의 소실' 2가지가 없으면 우울증을 제외할 수 있다(민감도 96%).

일반 원칙

- ★ 심인성은 항상 기질성 질환을 충분히 감별한 후에 판단한다!
- ★ 정신 질환이 있다고 신체 질환을 배제해서는 안되며, 또 신체 질환이 있다고 정신 질환을 배제하지 않는다!

Chapter 03

증례 탐구

증례 탐구   CASE 1

15세 남성 보행장애+요로폐색

이것이 정말 열사병?

증 례

전 전공의, 지 지도 전문의

무더위가 계속 되고 있는 8월의 외래 진료. 인근 응급실에서 열사병 환자가 아침부터 여러 명 후송되어 오고 있었다. 그런데 외래가 끝나가는 저녁에 15세 중학생이 휠체어를 타고 외래로 왔다.

환자는 "몸이 나른하고 힘이 없어요…" 라고 호소했으며, 같이 온 모친은 "심한 열사병 같습니다" 라고 말했다.

의식 명료, 혈압 125/57 mmHg. 심박 94회/분(규칙적). 호흡수 24회/분. SpO_2 96%. 체온 37.7℃였다.

전 발열과 권태감이 있는 15세 남자로 열사병이라고 생각합니다. 1주 전에 감기에 걸려 축구부 활동을 쉬고 있었으나, 3일 전부터 다시 연습을 시작했습니다. 어제부터 권태감이 있어 오늘은 연습을 못하고 조퇴하였습니다. 신체 소견에서 입 안이나 겨드랑이는 건조하지 않아 탈수 정도는 심하지 않습니다. 목 뒤 림프절이 커져 있으나 1주 전 바이러스 감염에 의한 것으로 생각됩니다. 흉부 소견에 특별한 이상은 없고, 혈액 검사도 이상이 없습니다. 무더위에 운동하는 바람에 열사병이 나타났습니다. 이제 수액 요법도 끝났고 안정된 상태에 있는데 돌려보내도 좋습니까?

지 열사병을 의심해도 미오글로빈뇨가 없어야 하지. 소변 검사용지에서 잠혈 반응이 의양성이면 주의해. 아직 소변 검사 결과가 나오지 않은 것 같은데 확인하도록. 상황으로는 운동성 열사병이라 해도 좋지만, 충분한 수액 요법 후에도 배뇨가 없는데 혈액 검사에는 별다른 이상이 없다니 열사병이라고 판단하기에 미심쩍은 데가 있군. 힘이 없다는 것이 근력 저하가 있는 것인가?

전 근력 검사는 제대로 하지 않았는데요…. 열사병에 의한 권태감으로 힘이 빠진 것이라 생각합니다.

지 아직 소변을 못 본 것인데 화장실까지 걸어갈 수 있을까? 이렇게 하면 확실히 평가할 수 있지.

…………

환자는 수액병 지지대를 잡고 일어섰으나 몇 발짝도 못 걷고 넘어질 같아 휠체어로 화장실에 갔다. "왜그런지 힘이 주어지지 않아 소변도 제대로 나오지 않고 기분이 나쁩니다".

…………

전 아직 걸을 수 없어 입원하여 경과를 보는 편이 좋은 것 같습니다. 그런데 수액을 1,000 mL 투여했는데도 소변이 거의 나오지 않네요. 이상한데요.

지 그게 실제 요로폐색을 의미하지 않을까? 걸음 걸이가 휘청거리는데 근력 저하가 있다고 해야 하지 않을까? 급성 근력 저하나 요로폐색은 긴급을 요하는 증상이지. 나이도 젊고, 며칠 전 감염도 있는 것 같기 때문에 신경 질환일 수도 있지! 이제 신경 소견을 살펴 봐야지!

전 최근 날씨가 무덥고 비슷한 환자만 보고 있어 처음부터 열사병으로 생각하여 성급히 판단했습니다.

그 후의 경과

상하지 근력은 MMT 4/4로 저하되어 있었다. 검상 돌기 수준 이하의 몸통과 양 하지의 촉각과 온통각 저하가 있어 분절성 감각 장애가 있었다. 또 심부건반사가 사지에서 저하되고, 양쪽 Babinski 증후 양성이며, 직장 진찰에서 항문괄약근 긴장도가 저하되고, 복부 초음파에서 방광이 팽창되어 있었다. 응급으로 뇌척추 MRI를 시행하여 연수, 경부 척수에서 흉부 척수에 걸쳐 T2 강조 영상 및 FLAIR에서 비연속성 고신호 영역이 있었다(그림 1, 2). 척수액 검사에서 세포 수와 단백 증가가 있었다.

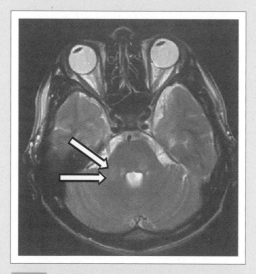

그림 1 뇌의 T2 강조 영상(횡단상)

오른쪽 소뇌각과 뇌교의 일부에 고신호 영역이 보인다.

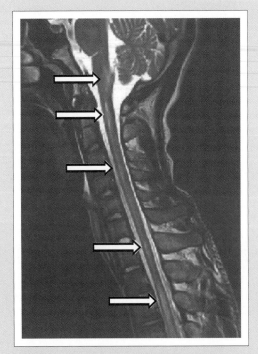

그림 1 연수에서 흉부 척수의 T2 강조 영상(시상단)

연수에서 흉부 척수에 걸쳐 비연속성 고신호 영역이 보인다.

그 후 신경과에 입원해 스테로이드 펄스 요법을 시작했다. 다음날 양하지 근력은 MMT 2/2까지 저하되고, 제 3병일에는 연수 마비도 나타났으나 그 후 서서히 개선되었다. 제 30병일에 양하지의 근력 저하가 남아 있었으나 걸어서 퇴원할 수 있었다.

해 설

갑자기 발생한 보행 장애의 원인은? · · · · · · · · · · · · · · · · · ·

처음에는 보행 장애가 열사병에 의한 전신 상태 저하에 동반된 것으로 판단하였다. 그러나 사실은 급성 산재성 뇌척수염에 의한 양하지 근력 저하에 수반된 보행 장애였다.

보행 장애는 전신 상태 저하에 의해 흔히 2차적으로 나타나며, 이때는 원인 질환 치료에 의해 회복을 기대할 수 있다. 특히 고령자에서는 2차적 보행장애가 많다. 그러나 보행 조절에 관여하는 근력이나 평형 감각 저하가 원인인 경우 급성 발생, 방광 및 직장 장애, 회음부 저림 등의 경고 증상이 있으면, 호흡 억제를 일으킬 수 있는 신경근육 질환, 외상이나 감염에 의한 척수 압박을 반드시 감별해야 한다. 또 탈력감이 상지나 안면에 이른 경우 뇌졸중 등 두개내 병변을 의심해야 한다.

척수 장애의 병인 추정에는 발생 양식이 중요하다. 발생 시간이 명확한 돌발성에서는 혈관 장애를 생각하며, 1주 이내 증상이 최고에 이르는 급성 발생에서는 감염이나 종양에 의한 압박, 탈수성 질환 등 면역성과 기타 중독성, 대사성 원인을 고려해야 한다. 실제 감별에서는 가급적 신속히 MRI를 시행해, 경막외 혈종·농양·악성 종양, 또는 다발성 경화증이나 급성 산재성 뇌척수염 등 탈수성 질환이나 혈관 장애에 의한 전 척수동맥 증후군 등을 감별한다.

이 환자에서는, 서서히 진행된 양하지 근력 저하(진행성 마비)가 있으며, 검상 돌기 레벨 이하의 촉각과 온통각 저하(분절성 감각 장애)가 있어 척수 장애로 판단하였다. MRI에서 산재성 뇌척수 병변이 있어 급성 산재성 뇌척수염으로 진단되었다.

급성 산재성 뇌척수염에 대해 ·

급성 산재성 뇌척수염은 면역 교차 반응에 의한 탈수성 질환이며, 예방 접종 후, 감염 후, 특발성 등으로 분류되고, 발생 빈도는 0.2~0.6명/10만 명·년이다. 임상 증상은 선행 감염이나 예방 접종 후 수일 ~14일에 의식 장애, 목의 경직, 사지 마비, 건반사 소실, 병적 반사 출현, 분절성 감각 장애, 방광·직장 장애 등 척수 증상이나, 뇌간 증상, 소뇌 증상, 신경근 증상, 말초 신경 증상 등 다양한 증상이 나타난다. 혈액 검사에서 약 30%는 염증 반응 상승이 있으며, 척수액에서 세포 수와 단백 증가가 보인다. MRI에서는 T2 강조 영상이나 FLAIR 영상으로 대뇌·소뇌백질이나 척수에 고신호 영역이 나타난다.

휴리스틱 바이어스 ·

이 환자에서 중요한 교훈은 그 시기에 흔한 질환만 생각하여 중증 질환을 생각하지 않은 것이다. 열사병의 유행이나, 무더위에서 운동 연습 등으로 안이하게 열사병이라고 판단한 것은 휴리스틱 바이어스(heuristic bias)에 기울어진 판단이었다.

휴리스틱은 모든 의사가 훈련 중에 몸에 익혀가는, 임상 진단 과정을 단축하기 위해 이용하는 판단의 지름길이며, 경험이나 직감과 거의 같은 의미로 사용한다. 임상의가 경험을 쌓으면 휴리스틱의 레퍼토리가 증가해 진단 효율이 올라가지만, 때로 바이어스가 걸린 사고 패턴에 빠지면 진단이 크게 잘못되는 경우가 있다. 경험을 쌓아 얻은 지식에도 결함이나 바이어스가 있다는 것을 의식하여, 환자의 감별 진단들을 항상 다시 생각해 보아야 한다.

진 단

감염 후 급성 산재성 뇌척수염
(ADEM: acute disseminated encephalomyelitis)

T I P S

★ 근력 저하와 분절성 감각 장애를 확인한다. 중증 척수 장애 가능성이 있다!

★ 휴리스틱 바이어스에 조심!

문헌 》》》

1) Tierney LM/야마우치 토요아케(역): 듣는 기술, 대답은 환자에게 있다. P 483, 일경BP사, 2006. 〈증후에 따라 문진으로 진단에 이르는 요점이 정확히 제시되어 있다.〉

2) 쿠로다 야스오: 신경과 증례 학습, 병변부위 결정 방법. 신흥의학출판사. 2000. 〈어렵게 느껴지는 신경학적 부위 진단을 간결하고 알기 쉽게 정리하고 있다.〉

3) Salzman B, et al: Gait and balance disorders in older adults. Am Fam Physician 82 (1):61-68, 2010. 〈고령자의 보행 장애 진단에 대해 정리한 논문.〉

4) 세이사카 세이오미: 목표! 외래 진료의 달인 제 3판. p13-14, 일본의사신보사, 2010. 〈휴리스틱 바이어스에 대해 간결하게 설명하였다.〉

Column 1

외래 간호사와의 커뮤니케이션

외래에서 환자와의 커뮤니케이션이 중요하지만 외래 간호사를 포함한 다른 의료인과의 커뮤니케이션도 똑같이 중요하다. 당신이 일하는 외래 직원이 어떤 사람이며, 어떤 일에 흥미가 있는지, 지금 현재의 업무 내용에 만족하는지, 이런 일에 대해 생각해 본 적이 있는가?

직원 사이에 커뮤니케이션이 잘되면 직장의 분위기는 자연히 좋아지며, 진료받는 환자에 대한 대응도 개선되어 환자 만족도가 올라간다는 보고가 있다. 먼저 의사가 직원에게 적극적으로 말을 건네 서로 의견을 말할 수 있는 환경을 만들어야 한다. 그렇지 않아도 의사는 프라이드가 너무 높아 다가서기 어렵다고들 한다. 인사, 웃는 얼굴, 이야기를 경청하기 등을 의식하고 스스로 질문·지적을 받기 쉬운 환경을 만들어야 한다.

증례 탐구 CASE 2

15세 여성 흉통+발열

소녀의 가슴앓이는 상사병?

증 례

전 전공의, 지 지도 전문의

　2일 전 밤 흉통으로 응급실에서 진료 받았던 15세 여성이 목에서 오목가슴에 걸친 통증을 주소로 모친과 함께 외래를 방문했다.

　전공의가 2일 전 병력을 확인한 결과, '본래 건강했던 15세 여고생으로 축구부 동아리 활동을 하고 있음. 4일 전부터 발열, 두통, 박동성 흉통, 흉부 압박감이 나타났다. 2일 전 새벽 2시에 침대에 오르려고 하다 의식을 잃고 넘어졌다. 10초 정도 후 의식은 회복되었으나 흉부 증상이 계속되어 4시에 응급실로 내원하였다. 활력징후상 체온 37.6℃, 혈압 95/63 mmHg, 심박 104회/분, 혈액 검사상 경도의 염증 반응 외 이상 없었다. 담당 의사는 흉부 방사선, 심전도에 이상이 없다고 판독했다(그림 1, 2). 흉통에 대해 순환기 내과 당직의에게 의뢰하였으며 포터블 심초음파상 이상이 없어 대증요법으로 귀가 조치되었다.

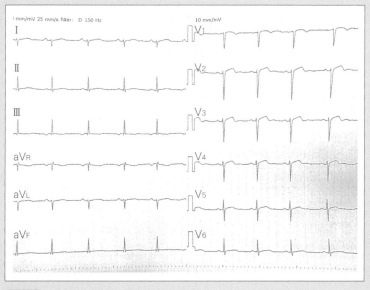

그림 1 2일 전 심전도

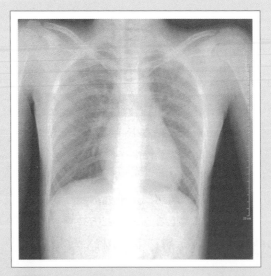

그림 2 2일 전 방사선 사진

전 지난번(2일 전) 구급차로 내원하였으나 이상이 없다고 판단하여 귀가시켰습니다.

 이번 주소는 목에서 오목가슴에 걸친 통증이고 흉부 증상은 없습니다. 겉으로 보기에 전신 상태는 양호하고, 활력징후는 체온 37.3℃, 혈압 88/55 mmHg. 심박 96회/분으로 미열이 있습니다. 신체 소견에서도 뚜렷한 이상은 없습니다. 2일 전 증상은 악화되지 않았고, 젊고 건강하기 때문에 대증요법만으로도 괜찮을 듯 합니다.

지 오늘 상태만 보면 경과 관찰이 가능할지도 모르지. 그런데 4일 전 병력을 들어보면 역시 흉부 장기에 이상이 없는지 재확인하는 편이 좋다고 생각해.

전 지금은 목에서 오목가슴의 통증인데요….

지 흉골 뒤쪽의 통증이라고 바꾸어 말할 수는 없을까? 흉통의 감별 진단은 무엇이지?

전 그것이라면 자신있습니다! 급성 관상동맥 증후군, 대동맥 박리, 긴장성 기흉, 폐색전, 식도 파열입니다.

지 우선 감별해야 할 5-killer chest pain이구나. 그런 상태의 감별을 포함하여 통증 상태를 확인해 볼까.

전 통증은 갑자기 발생하지 않았으며, 흡기 시, 일어날 때, 누워있을 때 악화되었습니다. 식사나 활동과는 관계가 없었고, 기침·가래도 없었으며, 위장 증상도 없습니다. 관상동맥 질환의 위험인자도 없습니다.

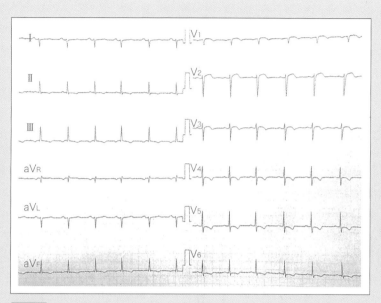

그림 3 진료 당일의 심전도

5-killer chest pain은 다행히 모두 아닙니다. 그렇다면 무엇일까요?

지 병력에서 흉막 유래 통증이 의심되는군. 승모근으로의 방사통, 경정맥 충혈, 심막 마찰음은 없었나? 심
전도, 방사선, 혈액 검사를 추가해볼까?

검사 결과, 심전도에서 새롭게 V3~V6, II, III, aVF에 T파 역전이 있었다(그림 3). 흉부 방사선에
서 CTR 55%로 심장이 확대되어 있었다. 2일 전과 크게 변화는 없었지만, 2년 전 필름과 비교하
면 CTR 37%→ 55%로 매우 명확한 증가가 있었다(그림 4). 혈액검사에서 WBC 8,200/μL, seg
65%, AST 68 IU/L, ALT 50 IU/L, LDH 331 IU/L, CK 317 IU/L, CK-MB 21 IU/L, CRP 1.12 mg/dL,
BNP 195 pg/mL, 트로포닌 I 6.66 ng/mL로 심근 효소 상승이 있었다.

순환기 내과에 의뢰하여 시행한 심초음파에서 벽운동은 이상이 없고, 중등도의 심낭액이 있었
다. 급성 심막 심근염으로 진단되어 입원하였다.

전 심전도와 방사선 사진을 과거와 비교하여 명확한 변화를 볼 수 있었습니다. 심근경색 이외에 트로포닌
도 양성입니다. 흉통은 젊은 사람에서도 방심해서는 안 되는 모양입니다.

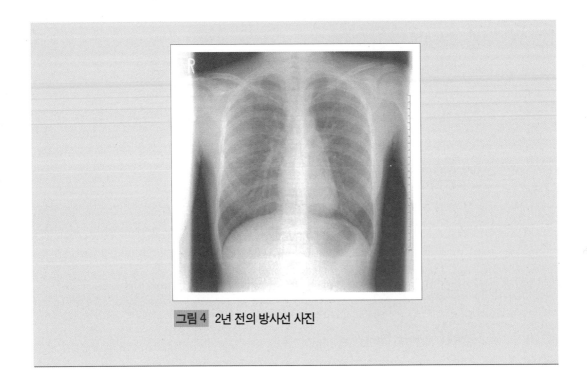

그림 4 2년 전의 방사선 사진

해 설

급성 심막염은, 1) 특징적 흉통, ② 심막 마찰음, ③ 심전도 변화, ④ 새로 생기거나 증가하는 심낭액 저류 중 2개 이상이 해당되면 진단된다. 급성 심막염에서 심근 효소(CK-MB, 트로포닌 I) 상승이나 심초음파에 좌심실 기능 장애가 있으면 심막 심근염으로 진단한다. 원인은 특발성이 85~90%로 대부분을 차지하고, 2번째는 바이러스성이다. 심막염의 심전도 변화는 시간~일 단위로 4 단계를 거친다. ⓐ 광범위 유도에서 ST 상승이나 PR 저하, ⓑ ST, PR 정상화, ⓒ 광범위 유도에서 T파 역전화, ⓓ 정상화 또는 T파 역전의 잔존이다. 급성 관상동맥증후군과의 감별에 심초음파가 유용하며, 때로 관상동맥조영이 필요하다. 이 증례는 앞의 조건에서 ① 흉통, ③ 심전도 변화(III 변화), ④ 심낭액 저류에 더해 트로포닌 I가 상승되어 심막 심근염으로 진단되었다.

심막 심근염과 급성 심막염의 치료는 비슷하여 NSAIDs 복용이 중심이며 비교적 경과가 좋다. 심막 심근염에서는 부정맥 발생이 많다고 하며 60%의 환자에서 부정맥이 있었다. 외래 치료도 가능하지만 38℃ 이상 발열, 백혈구 증가, 대량의 심낭액, 면역 억제 상태, 항응고제 복용, NSAIDs 복용에 효과 불충분, 트로포닌 상승, 재발성 심막염 등의 고위험군에서는 입원을 고려한다.

진 단

급성 심막 심근염

TIPS

★ 흉막성 흉통에서 심막염 감별을 고려!

★ 젊은 사람에서도 명확한 감별 진단!

★ 과거 검사 결과와 비교가 중요!

문헌 》》》

1) Khandaker M H, et al: Pericardial disease: diagnosis and management. Mayo Clin Proc 85(6): 572-593, 2010. 〈급성 심막염에 대해 전반적으로 설명되어 있으며, overview로 알기 쉽다.〉

2) Imazio M, Trinchero R: Myopericarditis: etiology, management, and prognosis. Int J Cardiol 127(1): 17-26, 2008. 〈심막 심근염의 리뷰가 잘 정리되어 있다.〉

3) Imazio M, et al: Indicators of poor prognosis of acute pericarditis. Circulation 115(21):2739-2744, 2007. 〈심막염의 예후 불량 인자를 설명하고 있다.〉

Column 2

기분 나쁘지 않은 의뢰

다른 과 의사에게 의뢰했을 때 기분 나쁜 반응으로 곤란했던 경험은 없는가. 상대방도 바쁘기 때문에 요령이 없고 분위기를 구별하지 못하는 의뢰는 문제의 원인이 된다.

원만한 의뢰 요점은, ① 의뢰 목적을 알 수 있는 정보를 먼저 말한다(예: 위장내과 의사에게 "65세 남성으로 현기증을 동반한 대량의 위장관 출혈 환자입니다. 긴급 내시경 적응에 대해 상의드립니다"), ② 내용을 상대방이 알고 싶은 정보만으로 좁힌다(생략해도 좋은 것은 과감히 생략한다), ③ 의뢰하게 된 자신의 판단과 그 근거를 간단히 말한다, 등이다. 짧은 시간에 요령있게 말하는 것이 중요하며, 익숙하지 않은 경우나 경과가 복잡하다면 의뢰하기 전 요점이 되는 정보를 종이에 요약하고 꼼꼼하게 작전을 세워 상의한다.

증례 탐구 CASE **3**

24세 여성 과환기

흔한 과환기 증후군이라 생각했는데?

증 례

전 전공의, **지** 지도 전문의

금요일 저녁, 이제 오늘 외래도 마지막이라고 생각했고 있는데 젊은 여성이 친구에게 이끌려 진료실에 들어왔다.

환자가 대기실에 있을 때부터 "헉헉"대는 빠른 호흡음 들렸다. 과환기라고 생각하면서 진료를 시작했다.

친구는 "오후부터 헉헉대기 시작했습니다. 그 후 '기분이 나쁘다'라면서 한 번 토했습니다. 그리고 '손발이 저리다'고 하며, 계속 토할 것 같다 합니다"라 말했다.

확실히 호흡수는 30회/분 이상이었고, 말이 끊어져 대화하기 어려운 상태였다. 산소 포화도 측정에는 100%로 문제가 없었다. 흉부 청진에서도 특별한 이상이 없었다.

전공의는 "이것은 과환기 증후군이라는 병으로 걱정할 필요가 없어요"라고 말하면서 종이 봉투를 건네주고, "이 봉투에 입을 대고 천천히 숨쉬세요. 그러면 반드시 좋아져요"라고 설명했다.

10분 후 환자는 "아직 호흡이 빨라 기분이 나쁘다"고 했으나, "과환기 증후군이니까 괜찮다"라고 설명하며 "조금 더 지켜 봅시다"라고 말했다.

-진료 종료 후-

지 조금 전에 온 환자는 무엇이었지?

전 아—, 과환기 환자였습니다. 과환기 환자는 매일 옵니다. 이전처럼 종이 봉투법을 시행했습니다. 아직 완전히 좋아지지는 않았지만 돌려보내려고 생각하고 있습니다.

지 그래. 최근에는 종이 봉투법은 사용하지 않고 있지.

전 아, 그래요. 몰랐습니다. 좋은 공부가 되었습니다.

지 (진료 기록을 보면서) 과환기가 그 후 좋아졌나?

전 아니요, 아직 증상이 남아 있지만, 이제 진료를 끝낼 시간이고, 간호사도 빨리 돌아가라고 따가운 시선을 보내고 있어서….

지 과환기 증후군에서 감별해야 할 질환은 무엇이 있지?

전 예? 감별해야 할 질환이라구요? 과환기 증후군에서 말입니까? 음…, 잘 모르겠습니다.

지 그러면, 함께 진료하러 가지!

…………

지도의와 함께 진료하러 갔는데 아직 과환기 상태는 계속되고 있었으며, 병력을 확인했으나 지금까지 과환기 증후군 발작을 일으킨 적이 없는 것 같았다. 증상을 확인하자, 수 주 전부터 갈증·다음·다뇨가 있어 하루에도 여러 번 2 L짜리 청량음료를 마신 것으로 판명되었다.

신속히 채혈하여 혈당을 측정한 결과 수시 혈당 482 mg/dL로 크게 증가되어 있었다. HbA1c는 12.4%였다. 혈액 가스 분석에서 pH 7.012로 현저한 산증이 있어 당뇨병성 케토산증이 의심되어 인근 대학 병원으로 응급 후송되었다.

해 설

이 환자는 과환기 증상으로 내원한 당뇨병성 케토산증 증례이다. 과환기라는 말에 끌리기 십상이지만, 요점은 '호흡수가 많다' 이다.

호흡수 증가는 다양한 질환을 시사한다. 예를 들어, 폐렴 진료에서 호흡수의 중요성은 말할 필요도 없으며, SIRS(systemic inflammatory response syndrome, 전신성 염증 반응 증후군)(→ p 46) 기준이나 패혈증 진료에도 중요한 역할을 하고 있다. 과환기 증후군으로 생각했을 때 반드시 감별해야 할 질환은 표 1과 같다.

표 1 이외에도 과환기 상태가 되는 질환은 매우 많으며, 안이하게 과환기 증후군이라 단정짓지 말고 빠른 호흡을 일으키는 위험한 질환의 예상이 중증 환자의 악화 예방에 필요하다. "Hyperventilation is daemon(과환기는 악마다)" 이라는 격언이 있다!

표 1 과환기의 원인으로 감별해야 할 질환

호흡기질환	폐렴, 천식, 기흉, 급성 호흡부전 증후군
순환기질환	폐색전, 심부전, 심근경색
대사성질환	대사산증(당뇨병성, 알코올성, 신성)
중추신경질환	뇌염, 수막염, 지주막하출혈
기타	패혈증, 임신

다른 질환을 감별하기 위해 병력과 신체 소견을 확인할 필요가 있다. 병력에서 동반 증상을 확인한다. 흉통이나 기침, 가래 등 호흡기 증상 유무, 두통이나 구역·구토 등 중추신경 질환 유무 등 감별해야 할 질환을 염두에 두어 병력을 청취할 필요가 있다. 특히, 과환기가 나타나기 전 증상을 자세히 확인해야 하며, 그 증상이 과환기의 발단이 되는 경우가 있다. 또 대부분의 과환기 증후군 환자는 같은 에피소드를 반복하고 있으므로 과거에 같은 증상이 없었는지, 과환기 증후군으로 진단된 적이 있었는지 확인하는 것도 중요하다.

신체 소견에서, 호흡수 이외의 활력징후에 이상이 있으면, 그 원인에 대한 검색이 중요하다. 신체 소견도 병력처럼 감별해야 할 질환을 염두에 두어 개개 진료를 시행하는 것이 중요하다.

검사는 기본적으로, 다른 질환에 대한 감별 목적으로 시행된다. 그 중에서도 동맥 혈액가스 분석이 유용하다. 즉 산증 평가에 더해 산소 분압 저하 유무를 평가한다. 그밖에 일반 채혈, 흉부 방사선, 심전도, 호흡 기능 검사, 머리 영상 검사 등이 필요한 경우도 있다.

과환기 증후군에서 종이 봉투법은 저산소혈증을 일으킬 가능성이 있어 사용하지 않는다[1]. 과환기 증후군에서 불안 제거가 중요하며, 필요에 따라 항불안제 투약를 고려한다. 고도의 과호흡 후 무호흡이 되는 경우가 있다. 이것은 과호흡에 의한 뇌허혈(CO_2 저하에 의한 뇌혈류저하)이 의식 수준을 저하시키고, 다시 무호흡을 유발하는 기전에 의한 것으로 추정되고 있다[2].

진 단

당뇨병성 케토산증

T I P S

★ 과환기= '호흡수가 많다' 고 생각!
★ 과환기 상태 환자에서 원인 질환을 생각!
★ 증상 개선을 확인할 때까지가 과환기 증후군의 치료!

문헌 》》》

1) Calaham M: Hypoxic hazards of traditional paper bag rebreathing in hyperventilation patient. Ann Emerg Med 18:622-628, 1989. 〈정상인 21명에서 종이 봉투법을 시행하여 산소 분압의 유의한 저하를 보고 종이 봉투법의 위험 지적하고 있다.〉

2) 오오타 본: 과호흡 증후군. 임상수련 프랙티스 3(7):78-80, 2006. 〈과환기 증후군의 함정에 대해 자세히 설명하고 있다.〉

3) 하야시 히로유키: 스텝 비욘드 레지던트. 4 응급에서 반드시 만나는 질환 Part 2. pp15-17, 양토사, 2008. 〈과환기 증후군 진료 원칙을 알기 쉽게 설명하고 있다.〉

Column 3

3, 4년차 때는 설익없다…

쥐구멍에라도 들어가고 싶은 듯한 과거 기억…. 그것이 나에게 졸업 후 3,4년차 무렵이었다. 물론 초기 전공의 시절에도 많은 실패를 경험했지만, 그 무렵에는 아직 초심자로의 겸허함이 있었던 것으로 생각한다. 그렇지만 3,4년차는, 마치 자동차 면허를 따고 운전에 익숙해졌을 무렵처럼 위험한 자신감으로 가득 차 있었다.

당시 나는 모르는 것이 있어도 근거 없는 자신감을 가지고 "그런 건 보지도 못했기 때문에 있을 리 없다!" 는 등 건방진 태도를 보이고 있었다. '나는 잘 알고 있다' 고 생각하고 있었을 것이다. 5년차에 들어 전공의를 지도하게 되었고, 게다가 6년차 때 외래 진료를 맡게 되면서 처음으로 자신의 지식이 부족하고 혼자서 할 수 있는 것이 한정되어 있다는 것을 깨닫게 되었다. 그 3, 4년차 무렵 내 자신이 얼마나 위험했던지. 그 무렵 나를 따뜻하게 지켜봐 준 선배님에게 지금도 머리가 숙여진다.

증례 탐구 **CASE 4**

24세 여성 발열+구토

위장염은 쓰레기 진단

증 례

전 전공의, 지 지도 전문의

세월이 겨울에 접어들었다. 지난 여름에는 신형 독감이 대유행이었는데, 이번 겨울은 어떤 겨울이 될까, 라고 생각하면서 외래 진료를 시작했다. 시중에 노로 바이러스에 의한 급성 위장염이 유행하여 모두가 토하고 설사하여 괴로운 얼굴을 한 환자가 외래에 넘쳐났다. 방금 전에도 한 가족 전원이 위장염 증상을 나타낸 환자를 보았으며, 나도 노로바이러스에 걸리지 않도록 주의해야겠다고 생각했다.

다음 진료는, 특별한 병력이 없는 24세 여성. 겉으로 보기에 보통 대학생이나 직장 여성 같았다. 2일전부터 발열, 두통, 몸살이 있어 시판 감기약을 복용했으나 개선되지 않고, 구역이 나타나서 진료 받게 되었다. 구토는 없었고, 약간 무른변이지만 물 같은 설사는 아니고, 복통도 없다고 하였다. 주위에 급성 위장염이 유행하고 있어 자신도 노로바이러스에 감염되었는지 걱정되어 내원했다.

내원시 혈압 130/90 mmHg, 맥박 112 회/분(규칙적), 체온 38.4 ℃, SpO$_2$ 98%(room air), 호흡수 24 회/분이며, 신체 소견에서 복부 평탄·유연, 장운동음 정상, 압통도 없었다. 기타 인두 발적, 편도 종대, 경부 림프절 비대도 없고, 심잡음도 청취되지 않고, 폐음도 정상이었다.

전 특별한 병력이 없는 24세 여성으로, 급성 위장염 같습니다. 정말 온통 위장염뿐이군요ー. 이제 저도 조금 알 것 같습니다. 정장제와 대증요법으로 돌아가도 좋을까요?

지 음, 어떤 증상이지?

전 예, 이 환자는 발열, 두통, 몸살, 구역이 있으며, 약간 무른변이지만 물 같은 설사는 없고 복통도 없다고 합니다.

지 그런데, 어째서 위장염이라고 생각했지?

전 선생님, 이제 이 정도는 보면 알아요ー.

지 그런데 물 같은 설사도 복통도 없다면서?

전 아니ー, 그렇지만 지금부터 나오지 않을까요ー.

🔲 그 근거는? 그 밖에 다른 감별 진단은 생각하지 않았나?

🔲 예… 아니, 특별히는….

🔲 그래, 그렇게 진단해도 좋다고 누가 가르쳤어?

🔲 …(아차).

🔲 함께 가볼까.

....

추가로 문진을 시행하였으며 18세경 방광염에 한 번 걸렸던 적이 있었다고 하였다. 실은 3일 전 빈뇨, 잔뇨감 등 방광 자극 증상이 있었으나, 2일 전 열이 나면서 소실되었고, 주위에서 급성 위장염에 걸린 사람이 많아 이번 병과 특별한 관계가 없다고 생각하였다. 월경 주기에 이상은 없고, 임신 가능성은 "없다"고 하였다. Jolt accentuation (→ p 49). neck flexion test (→ p 49)는 모두 음성이었고, 목의 경직도 없었다. 복부 진찰에서 양쪽 계늑부의 압통을 확인하여 왼쪽에서 압통이 있고, 뒤쪽에서는 왼쪽에서 CVA(늑골 척주각)을 두드려 통증이 있었다. 심전도는 이상 없고, 채혈, 소변 검사상 임신 반응은 음성이었으며, 염증 반응 상승과 소변 백혈구 〉100/HPF가 확인되었고, 소변 그람 염색에서 다수의 백혈구와 그람 음성 간균이 있었다. 복부 초음파에서 수신증은 없었으며 단순성 신우신염으로 판단하여 항생제 투여를 위해 입원하였다.

해 설

이 환자는 발열, 두통, 구역을 주소로 내원 한 젊은 여성에서 발생한 급성 신우신염이었다. 급성 위장염이 유행하는 시기에서 환자가 많아, 단순히 '위장염'이라고 판단한 것이 '함정'이었다.

급성 복증 진단에 대한 고전으로 "급성 위장염이라는 진단은 진단되지 않은 병태에 일단 무난한 병명을 붙이는 행위인 경우가 많다"라고 써 있으며, 발열, 구역·구토 같은 위장 증상을 보았을 때 급성 위장염 외 다른 병변에 대한 감별부터 시작해야 한다는 것을 지적하였다.[1]

구체적인 감별 질환 열거는 지면의 관계상 참고 문헌을 보기 바라며[1], 여기서는 중요한 것을 소개한다. '발열+구역'에서는 감염증에서 이번 환자 같은 신우신염이나, 수막염을 반드시 감별해야 한다. 또 복부 질환인 담낭염, 췌장염, 충수염 등은 복부의 감별 질환으로 미루기 쉽지만 역시 놓치면 안 되며, 충수염은 특히 끝까지 감별에서 제외하면 안된다.

그리고 비감염성 질환으로, 이 환자 같은 젊은 여성에서 임신, 당뇨병성 케토산증, 갑상선 중독증은 반드시 감별해야 한다. 그 밖에 간과하면 안 되는 것으로 심근경색, 두개 내 병변, 급성 녹내장 발작, 부신 부전 등이 있고, 이들의 발열은 '미열'의 형태로 나타나는 경우가 많다.

또한 구역의 중요한 감별을 위해 위장관 이외에 '내중전두'라고 기억하면 좋으며, 이것은 내분비(혈당·전해질 이상, 임신), 중독(약물·알코올), 전정 신경계(어지럼 동반), 두부 병변을 가리킨다[2].

요로 감염증 진단은 여성의 급성 방광염을 제외하면 실제로 간단하지 않다[1]. 전형적 증상은, 하부 요로 증상으로 빈뇨, 잔뇨감, 배뇨시 통증, 혈뇨, 하복부 압통 등이 있으며, 상부 요로 증상으로 옆구리 통증, 뒤쪽의 통증, CVA를 두드렸을 때 통증, 발열, 구역·구토 등이 있다. 그러나, 이 환자처럼 상부 요로 감염증인 신우신염에서 하부 요로 증상이 없을 수 있으며, 이런 경우에 '발열, 구역'에 더해 때로 설사, 복통을 포함한 위장 증상이 전면에 나와 위장염으로 잘못 알기 쉬운 것에 대해 주의가 필요하다[3].

덧붙여 질 분비물, 질의 자극 증상이 있으면 각각 양성 우도비(LR+) 0.34, 0.24로 요로 감염증은 배제된다. 반대로 음성 우도비(LR-)는 질 분비물 LR -3.1, 질의 자극 증상 LR -2.7을 이용하여 이런 증상이 없으며, 배뇨시 통증, 빈뇨를 나타내면 통합 LR + 23~25로 요로 감염증 진단에 유의하다[4]. 이런 증상에 더해 소변 검사에서 백혈구 정성, 요침사, 아질산염, 그람 염색 소견을 참고로 진단하지만, 고령자에서는 무증후성 세균뇨도 많고, 농뇨=요로 감염증이 아닌 점에 주의해야 한다.

또 하부 요로 감염증인 방광염에서는 관강 장기이므로 발열이 없는 경우가 많으며, 엄격하게 증명되지는 않았으나 하부 요로 증상으로 진료 받는 여성의 약 30%는 조직학적으로 신우에 감염이 파급되었다는 보고도 있어 신우신염과의 구별이 매우 어렵다[3]. 요점은 명확히 구별되지 않지만 발열(> 37.8℃)이 상부 요로 감염증을 시사하는 가장 좋은 관찰 결과라는 사실이다[5].

발열, 구역·구토, 설사, 복통 등 위장염 증상이 모두 갖추어져 있으며, 발생하고 며칠이 지나 그 밖에 의심하는 질환이 없으면 급성 위장염으로 대증요법의 경과를 보는 것을 자주 경험한다. 그러나 끝까지 충수염 가능성을 배제하지 않고, 경증이라도 "통증이 우하복부로 이동하거나 걷기 어렵게 되면 충수염 가능성이 있으므로 즉시 진료하도록 해야한다"고 한마디 일러두면 충수염 진단을 놓치지 않을 수 있다.

진 단

왼쪽 단순성 신우신염

T I P S

★ '발열+구토'에서 반드시 요로 감염증, 수막염, 충수염 감별!

★ 젊은 여성을 보면 임신 가능성을 고려!

문헌 》》》

1) 아오키사다; 레지던트를 위한 감염증 진료 매뉴얼, 제 2판. pp 649-653, 의학서원, 2008. 〈소리 없이 알려진 감염증 진료 바이블. 여기서 위장염을 "쓰레기 진단"이라고 말하고 있다.〉

2) 토쿠다 야스하루: 일반적인 진료가 능숙해지는 책. pp 190-197, 가이서점, 2006. 〈구역·구토의 감별을 예를 들어 설명하였다.〉

3) 이와타 켄타로: 감염증 999의 수수께끼. pp 165-186, 메디칼 사이언스 인터네셔널, 2010. 〈요로 감염증에 대한 의문을 EBM를 통해 정리한 명저〉

4) Bent S, et al: Does this woman have an acute uncomplicated urinary tract infection? JAMA 287:2701-2710, 2002. 〈여성의 급성 단순성 요로 감염증에 대한 소견의 우도비를 정리한 논문이다.〉

5) Pinson AG, et al: Fever in the clinical diagnosis of acute pyelonephritis. Am J Emerg Med 15(2): 148-151, 1997. 〈15세 이상 농뇨 여성에서 2 종류의 급성 신우신염 진단 기준을 만족시키는 304례를 37.8℃ 이상과 미만의 2군으로 나누어 후향적 코호트 연구를 시행하였다.〉

증례 탐구 CASE **5**	여성을 보면…
25세 여성 실신	

증 례

전 전공의, **지** 지도 전문의

금발에 화려하게 화장한 젊은 여성이 남편과 함께 외래에서 진료했다. 남편은 걱정이 되어 "조금 전에 갑자기 의식을 잃어 달려왔어요! 10초 정도에 곧바로 의식은 돌아왔습니다만…"이라고 말했다. 본인은 "괜찮아요. 이런 일은 전에도 있어서 병원 오고 싶지 않았어요"라고 말했으며 비교적 건강해 보였다.

병력 청취에서 남편의 차에서 내리려고 일어서는데 갑자기 의식이 없어져 넘어졌다고 한다. 당황하여 옆에서 부르자 의식은 곧바로 돌아왔지만, 걱정된 남편이 병원에 데려 왔다고 한다. 환자의 과거력에 특이 사항은 없었으며, 과거에도 의식을 잃은 적이 있고, 초등학생 때는 아침 조회 시간에 자주 쓰러졌다고 했다.

활력징후에서 혈압 89/45 mmHg, 맥박 102회/분이었다. 원래 혈압이 낮았으며 현재 혈압이 평상시와 큰 차이가 없다고 했다. 눈꺼풀 결막의 창백은 확실하지 않고, 신경학적 검사상 이상은 없었다.

- 진료 종료 후 -

전 젊은 여성의 실신이었습니다. 일어선 후라고 말하여 아마 미주 신경반사라고 생각합니다. 과거에도 같은 증상이 있었던 것 같아 틀림없다고 생각합니다. 전에도 비슷한 환자를 보았습니다.

지 신경 조절성 실신을 의심했군. 실신의 원인으로 빈도가 가장 많지. 그런데 실신의 다른 원인에 대해서도 생각해 보았는가?

전 실신의 감별입니까… 글쎄요. 걱정되는 것은 머릿 속인데, 신경학적 검사상 이상은 없었습니다.

지 신경학적 검사라고…. (진료 기록을 보면서) 활력징후상 혈압이 낮고 맥박도 빠른데?

전 아ー 확실히 그렇지만, 원래 혈압이 낮다고 말했습니다.

지 혈압의 기립성 변화는 있었나?

전 기립성 변화요? 조사하지 않았습니다. 그렇지만 특별히 결막 창백도 없고 빈혈은 생각하기 어려워서

지 그런가… 최종 월경은 확인했나?

전 최종 월경요? 최종 월경이 실신과 무슨 관계가 있습니까? 선생님이 무엇을 생각하는지 전혀 모르겠습니다.

지 일단 월경력의 청취와 혈압 · 맥박의 기립시 변화를 확인하지.

············

그 후 문진에서 최종 월경 후 8주가 경과하고 있었다. 신체 소견에서 결막 빈혈은 명확하지 않았으며, 기립 검사에서 혈압 10 mmHg 저하, 맥박 120까지의 상승과 어지럼 증상이 나타났다. 그 후 정밀 검사를 시행하여 채혈에서 Hb 6.5 g/dL로 현저한 저하, 본인은 임신을 부정했지만 동의를 얻어 검사한 임신 반응 검사 결과 양성이었다. 복부 초음파에서 대량의 복수 저류가 있어 산부인과에 긴급 의뢰하여 자궁외 임신 진단으로 응급 수술을 시행하였다.

해 설

이 환자는 자궁외 임신에 의한 복강내 대량 출혈에 의해 실신을 일으킨 증례이다.

먼저 정말 실신인지 아닌지의 구별하는게 진단의 중요한 갈림길이다. 실신은 대뇌피질 전체 또는 뇌간의 혈류가 순간적으로 차단되어 일어나는 일과성의 순간적 의식 소실 발작이다. 의식 소실시 근긴장이 유지되지 않은 것이 중요하다. 목격자가 없는 경우 정말로 실신이었는지 주의가 필요하다.

때로 실신을 일과성 뇌허혈발작(TIA, transient cerebral ischemic attack)이라 진단하는 경우가 있으

표 1 San Francisco syncope rule

C	congestive heart failure	울혈성 심부전 병력
H	hematocrit 〈 30%	Ht 〈 30%
E	ECG abnormal	심전도 이상
S	shortness of breath	호흡곤란
S	systolic blood pressure 〈 90 mmHg	수축기혈압 〈 90 mmHg

상기 5 항목 중 하나라도 해당되면 7일 후 중대한 이벤트 발생의 민감도 98%, 특이도 56%이며, 하나도 해당되지 않으면 중대한 이벤트는 일어나지 않는다.

나, TIA에서는 양쪽 대뇌피질 또는 뇌간 전반에 병변이 미치지 않는 한 의식 장애가 일어나지 않기 때문에, 비교적 좁은 영역이 일시적으로 허혈에 빠지는 TIA에서 의식 장애는 드물다. 의식 소실 전후에 손발 마비나 구음 장애 등 신경 병변 증상 동반이 일반적이므로, 실신 전후 자세한 병력 청취가 중요하다.

외래와 응급실의 차이는 있지만, Framingham 연구에서는 실신의 주요 원인을 ① 미주 신경성, ② 심장성, ③ 기립성 등으로 구분하고 있다[1].

실신 중에서 놓치면 안 되는 위험한 질환에 주의해야 한다. 가장 중요한 것은 심장성 실신이며, 이러한 실신의 연간 사망률은 약 20~30%라고 한다. 실신 위험을 예측하는 San Francisco syncope rule(표 1)[2]이나, 실신 예후를 예측하는 OESIL risk score[3] 등의 스코어 방식이 있어 기억해 두면 좋다.

또 이 환자처럼 복강내 출혈이나 위장관 출혈 같은 급격한 순환 혈액량 감소에 의해 나타나는 기립성 실신을 놓치면 경과가 급격히 악화되므로 주의가 필요하다. 실신을 주소로 내원한 젊은 여성에 대해 임신 반응 검사를 반드시 고려해야 한다[4].

빈혈을 의심하면 일반적으로 눈꺼풀 결막을 확인한다. 그러나 급성 빈혈에서는 눈꺼풀 결막 변화가 나타나지 않는 경우가 많아 활력징후에 주목할 필요가 있다. 또한 항문 진찰이 유용한 경우가 있다.

진 단

자궁외 임신

TIPS

★ 젊은 여성에서는 임신 가능성을 고려!

★ 실신에서 자궁외 임신도 고려!

문헌 〉〉〉

1) Soteriades ES, et al: Incidence and prognosis of syncope. N Engl J Med 347(12):87 8-885. 2002. 〈유명한 Framingham 연구에서 실신의 빈도를 비교한 논문. 실신의 원인으로 미주 신경성(21.2%), 심장성(9.5%). 기립성 (9.4%). 원인 불명(36.6%)라는 역학 데이터를 제시하고 있다.〉

2) Quinn J, et al: Prospective validation of the San Francisco syncope rule to predict patients with serious outcomes. Ann Emerg Med 47(5):448-454. 2006. 〈실신 위험을 예측하는 스코어. 실신 환자의 입원 판단에 이 스코어를 사용하자 10% 정도 입원율을 줄일 수 있었다.〉

3) Colivicchi F, et al: Development and prospective validation of a risk stratification system for patients with syncope in thee mergency department: the OESIL risk score. Eur Heart J 24(9):811-819. 2003 〈실신 예후를 평가하는 논문이며, ① 65세 이상, ② 환자의 과거력에 심질환, ③ 전구증상 없음, ④ 심전도 이상 등의 항목으로 1년 후 사망률을 나타낸다. 1항목 0.8%. 2항목 19.6%. 3항목 34.7%. 4항목 57.1%로 되어 있다.〉

4) 하야시 히로유키: 스텝 비욘드 레지던트 2 응급에서 반드시 만나는 질환편. pp 87-88. 양토사. 2008. 〈소문 없이 알려진 응급 필수 서적. 실신에 대해 실질적으로 접근하여 읽기 쉽다.〉

Column **4**

여성을 보면 임신을 생각

'절대 문제 없다'고 생각하지만 몇 번이라도 조심해야 할 것이 여성=임신 문제. 지금까지 얼마나 많은 의료인이 이 함정에 빠졌던가! 필자도 예외없이 몇 번이나 빠졌었다. 외모나 분위기에 사로 잡혀서는 안 된다고 알고 있어도 속절없이 당황스러운 상황을 경험하게 된다. 식욕 부진, 미열, 전신 권태감, 두통, 요통, 하지 부종, 저림 등…. 필자는 전에 젊은 여성에서 나타난 안구 운동 장애에 두개내 질환을 의심하여 대학 병원에 곧바로 의뢰한 적이 있었다. 그런데 환자는 임신 입덧에 의한 비타민 B1 결핍 증상이었다. 배제할 수 있을 때까지 어떤 경우에도 여성을 볼 때는 '임신'을 잊어서는 안 된다.

증례 탐구 CASE 6

28세 남성 두통

있어도 안 보여서?

증 례

전 전공의, 지 지도 전문의

28세 남성. 두통으로 내원. 2~3일 전부터 두통. 편두통의 병력이 있음. 평상시와 무엇인가 조금 다른 통증이 있었고, 일반 진통제로 약간 개선되었다. 꽃집 주인이고, 어깨 결림은 느끼지 않았다.

전 편두통 병력이 있는 젊은 남성에서 갑자기 발생한 것은 아닌 두통입니다. 발열 없고, 목의 경직, jolt accentuation(→ p 49)도 음성으로 수막염 가능성도 낮고, 신경학적 이상도 없으며, 얼굴을 두드려 통증도 없습니다. 병력도 있어 편두통 같은 기능성 두통이라 생각합니다. 그렇지만 "평상시 두통과 조금 다르다"라고 하고, "지금까지 머리 검사를 한 적이 없다"고 하므로 만약을 위해 머리 CT를 찍었습니다. CT 역시 이상이 없었습니다. CT에 이상이 없어 특별한 두통이 아니라고 생각합니다. 진통제를 처방하여 돌아가도 좋을까요?

지 발열도 없고 신체 소견으로 보아도 수막염이나 부비강염 가능성은 낮은 것 같군. 두통이 있는 사람이고 평상시와 다른 두통이니까 한 번 머리 CT 검사를 한 것이 큰 잘못은 아니지. 젊은 사람에서도 두개내 질환으로 뇌동정맥 기형(cerebral AVM, cerebral arteriovenous malformation)에 의한 출혈이나 종양 가능성이 있지. 그런데 단순 CT로 출혈은 배제할 수 있으나, 종양은 완전히 배제할 수는 없지. 그렇지만 신경학적 이상이 없어 가능성은 낮은 것 같군. 충치가 있거나, 최근에 안경이나 베개를 바꾸지 않았는가?

전 특별한 문제는 없었습니다.

지 젊은 사람의 두통이니까 가능성은 낮지만, 위험한 두통으로 녹내장 발작이나 측두 동맥염 가능성은 어때?

전 측두 동맥의 충혈이나 안구 충혈은 없었습니다. 그렇지만 측두 동맥 진찰에서 머리를 만졌을 때 아프다고 했습니다.

지 통증의 성질과 상태는 어땠지?

전 바늘로 찔리는 느낌으로 얼얼하다 했습니다.

> 지 두피는 어땠어?
>
> 전 예? 피부는 보지 않았습니다.
>
> 지 조금 살펴 볼까.
>
> ············
>
> 신중하게 진료하자, 뚜렷한 수포와 발적이 왼쪽 이마와 코 앞에 있었다.
>
> 전 수는 많지 않았으나 분명히 수포와 발적이 있습니다. 조금 전에도 봤다고 생각했는데….

해 설

이 환자는 두통을 주소에 내원 한 삼차신경 제1지 영역의 대상포진이다. 두통의 중요 질환으로 두개 내 질환, 수막염 등은 잘 주지되어 rule out되는 경우가 많다. 그러나 통증 전반에서 피부 진료를 소홀히 하는 경우가 많으며 주의하여 진료하지 않으면 놓치게 된다. 그 중에서도 삼차신경 제 1지 영역의 대상포진 감별이 중요하다(→ p 44).

대상포진 ·

대상포진은 수두에 걸린 후 감각 신경절 내에 잠복하고 있던 수두·대상포진 바이러스(VZV, varicella-zoster virus)가 재활성화되어 감각 신경 분포 영역에 수포를 만든 질환이다. 그 중에서도 삼차신경 제 1지 영역의 대상포진에서는 결막염이나 각막염 등(각막 헤르페스) 눈 합병증을 일으켜 실명하는 경우가 있다. 특히 코 끝에서 코 뒤쪽에 발진이 있으면(Hutchinson 증후)는 눈 합병증을 일으키는 빈도가 높아 안과 진료가 필요하다. 또 외이도나 귓바퀴 주위 대상포진으로, 안면 신경의 슬신경절이 이환되면 눈 감기가 어려운 말초성 안면 신경마비(Ramsay Hunt 증후군)나 귀 울림, 난청, 현기증 등의 내이 신경 장애를 동반하여 ENT 진료가 필요하다.

눈으로 보아 진단할 수 있으며, 혈청학적 검사로 바이러스 항체 측정, 조직학적 검사로 Tzanck 시험이 시행된다.

치료는 가능한 발생 초기에 항헤르페스제 아시클로비어 또는 파라시클로비어를 투여 한다. 조기 치료는 급성기 증상뿐 아니라, 대상포진후 신경통(PHN, post-herpetic neuralgia) 예방에도 도움이 된다고 여겨지고 있다.

그 후의 경과 ·

두통의 문진에서, 갑작스러운 발생, 일생 최악, 평상시와 다른 의식 장애, 발열 동반 등은 red flag sign이며, 이 환자는 "평상시와는 무엇인가 다르다" 호소가 참고가 되었다. 일반 진료에서 피부 소견을 놓치는 경우는 자주 있으며, 보고 있어도 감별 진단을 의식하지 않으면 인식할 수 없다. 통증을 동반한 경우 두피 내를 포함한 피부 관찰에 주의할 필요가 있다.

이 환자는 안과 진료에서 각막 헤르페스 소견은 없고, 치료는 파라시클로비어를 투여하여 치유되었다.

진 단

삼차신경 제1지 영역의 대상포진

TIPS

★ 어떤 통증에도 피부를 보는 버릇을!

★ 통증으로 귀가 시 "대상포진 가능성 있음"을 한 번 알려 둔다!

★ 코 끝~코 뒤의 피부 발진은 요주의 대상!

문헌 》》》

1) 키무라 타쿠마: 모든 진료과에 도움이 되는 피부 진료 요령, 이것만은 알아 두어야할 증례 60. 양토사. 2010. 〈임상에서 피부 질환에 의문이 생길 때 필요한 책이다.〉

2) Scott SDC, et al/타케모토 타케시(역). 생각하는 기술-임상적 사고 분석. 2판. 일경 메디칼. 2011〈임상 사고 과정을 배우는 명저이다.〉

증례 탐구 CASE 7

28세 여성 구토+체중 감소

신경성 식욕 부진증의 병력이 있어서

증 례

전 전공의, **지** 지도 전문의

28세 여성. 구토를 주소로 외래에서 진료했다. 1주 전부터 구토가 있어 진료받게 되었다. 혈압 94/56 mmHg. 맥박 92회/분으로 맥박이 약간 빠른 정도이고, 복부 소견에서 압통이나 종류는 없었고 매우 말라 있었다.

전 신경성 식욕 부진증(anorexia nervosa, 이하 AN) 치료력이 있는 사람입니다. 1주 전에도 구토로 진료하고, 수액 요법 후 돌아갔습니다. 구토가 있어도 배는 아프지 않은 것 같고, 어차피 AN이 원인이라고 생각합니다. 조금 탈수 경향이 있어 수액을 투여하고, 정신과에 가도록 말하여 귀가시키려고 합니다….

지 확실히 맥이 빠른 것이 신경이 쓰이는군. 그리고 매우 말라 있다고 하는데 체중은 언제부터 줄어 들었지?

전 아, 체중 말입니까, 아무래도 1개월 전부터 줄어든 것 같습니다. 1주 전부터 구토라고 말하고 있지만, 사실은 그 전부터 토한 것 같아요. AN 재발이라면 정신과에 가야하기 때문에 그것이 싫어 거짓말을 하는 것이 아닐까요?

지 음, 만약 체중 감소가 사실이라면, AN뿐 아니라, 그 밖에 체중 감소에 대한 감별이 중요하지. 신경성 식욕 부진증에 우울증을 동반하는 경우도 있는데 그것은 어떨까?

전 전혀 우울한 것으로 보이지 않았습니다만….

지 …겉으로만 판단할 수 없지. 그리고 구토와 체중 감소 원인으로 무엇을 생각할 수 있을까?

전 나이로 보면 위궤양입니다. 그러나 위장출혈이나 오목가슴 통증이 없어 가능성은 낮지 않을까요?

지 위장 출혈 유무를 조사한 것은 좋군. 그렇지만 체중 감소를 일으키는 위궤양에서 통증 같은 전구 증상이 없는 경우가 약 25%나 있어[1], 주의가 필요하지. 체중 감소를 호소하여 발견된 위궤양이라면 출혈이나 천공이 처음 증상이 되기도 하니까, 조사하는 편이 좋지. 정신 질환이 있는 환자에서 이에 지나치게 얽매이면 기질적 질환을 놓치기 쉬우므로 주의가 필요해.

…………

다시 문진하자, 신경성 식욕 부진증은 지난 반년 동안 안정되어 구토 유도는 없었고, 체중도 한 때 33 kg까지 감소했지만 반년 전부터 증가하여 38 kg이 되었다고 한다. 그러나 1개월 정도 전부터 서서히 체중이 줄어 들기 시작해 현재 다시 33 kg가 되었고, 1주 전부터 구토가 있었다고 한다.

상부 위장관 내시경 검사를 시행하였으며 위 전정부에 미란상 병변을 확인하였고, 이 부위의 생검을 통해 반지세포암(signet ring cell carcinoma)을 진단하였다.

해 설

의학적 체중 감소의 정의는, '평소 체중보다 지난 6~12개월에 5% 이상(또는 4.5 kg) 감소'이다. 진단시 먼저 정말 체중이 감소했는지 확인하는 것부터 시작한다. 체중 감소를 주소로 하여도, 실제는 줄어들지 않은 경우가 반수라는 보고도 있으며, 체중 측정하지 않는 경우에도, 벨트 구멍이 줄었거나 바지가 느슨해졌는지 등으로 확인한다. 유의한 체중 감소가 있어도 다이어트를 시행하여 의도적으로 말랐다는 등, 명확한 원인이 없으면 외래에서 추적 관찰이 필요하다.

의도하지 않은 체중 감소의 원인은 표 1의 3개 카테고리로 나눌 수 있다.

의도하지 않는 체중 감소 질환은 보고에 따라 차이가 있지만, 암(소화관, 폐, 림프종)(27~38%), 비악성 위장질환(10~17%), 우울증·알코올 의존(14~23%) 등이 3대 원인이고, 정밀 검사에서도 20%는 원인 불명이었다는 보고가 있다[2-4]. 체중 감소에 대한 계통적 접근 방법에 대해서는 아직 확립되지 않았다. 그러나 문진·신체 소견을 자세히 조사하여 감별을 진행시키면 70~90%에서 원인을 밝힐 수 있다는 보고도 있다[5]. 암이나 기타 기질적 원인이 있으면 50% 이상에서 신체소견으로 의심할 수 있고, 정

표 1 의도하지 않은 체중 감소의 원인

에너지 요구량 증가	영양 소실	에너지 섭취 감소
• 갑상선 기능항진증 • 만성 폐색성폐질환 • 심장성 악액질 • 발열 • 악성종양 • 감정적 상태(조병, 정신분열증)	• 설사(염증성 장질환 실리악병, 유당불내성증 등) • 요로에서 상실(조절되지 않은 당뇨병)	• 심리 사회적(빈곤, 우울증, 알코올 의존증) • 신경학적(치매, Parkinson병, 뇌졸중) • 위장(미각소실, 악성종양, 궤양, 췌장염, 염증성 장질환) • 전신성 질환(약제성, 교원병, 감염증, 고칼슘혈증, 요독증 등)

| 표 2 | 체중 감소 환자의 초기 검사 |

- 혈액검사: 혈구수(분획), MCV, 전해질, Ca, 혈당, ALP, BUN, Cr, AST, ALT, T-Bil, ESR/CRP, UA
- 흉부 방사선사진
- 대변 잠혈 검사

(문헌 2)

| 표 3 | 체중 감소가 있는 악성종양 환자에서 유의한 이상치 |

예측 인자	오즈비(95% 신뢰 구간)
연령 〉80세	3.4(1.1-9.7)
WBC 〉 12,000/μL	3.6(1.3-10.1)
Alb 〈 3.5 g/dL	0.15 (0.07-0.3)
ALP 〉 300 IU/L	11.9(3.9-36.2)
LDH 〉 500 IU/L	12.5 (3.9-39.8)

신 질환에 의한 체중 감소에서는 3%에서 신체소견에 이상이 없었다. 외래에서 체중 감소 환자를 진료하는 경우, 무심코 검사에 의지하기 쉽지만, 문진·진찰이라는 기본이 역시 중요하다.

문진·신체 소견에 이상이 있으면, 그 쪽으로 검사를 진행시켜 나가지만, 없는 경우 표 2의 초기 검사가 권고된다[2].

328명의 체중 감소 환자를 대상으로 한 보고(그 중 115명은 악성 종양)에서, 표 3의 이상치가 악성종양의 예측에 유용하다고 하였다[3].

또 신체 질환 이외, 응급성이 높은 체중 감소로 자살 우려가 있는 우울증이 있다. '우울한 기분' '흥미·기쁨의 상실'의 2가지 질문 스크리닝이 유용하다(민감도 96%, → p 8). 또 이 환자를 포함하여, 정신 질환을 가지고 있는 경우(또는 정신 질환에 의한 체중 감소라고 진단된 경우)에, 그 정신 질환에 의해 체중 감소 설명이 가능한가, 또는 정신 질환 개선에 의해 체중도 변화하는지 확인이 필요하고, 모순되면 다른 원인에 대한 검색이 필요하다.

진 단

위암(반지세포암)+신경성 식욕 부진증

T I P S

★ 정신 질환이 있어도 기질적 질환을 감별해야 한다!

문헌 》》》

1) Stern SDC, et al/타케모토 타케시(역):생각하는 기술 임상적 사고 분석, 제 2판. pp 584-587, 일경BP사, 2011.

2) Bouras EP, et al: Rational approach to patients with unintentional weight loss. Mayo Clin Proc 76(9):923-929, 2001.

3) Hernandez JL, et al: Involuntary weight loss without specific symptoms: a clinical prediction score for malignant neoplasm. Q J M 96(9):649-655, 2003

4) Hernandez JL: Clinical evaluation for cancer in patients with involuntary weight loss without specific symptoms. Am J Med 114(8):631-637, 2003.

5) Evans AT, et al : Approach to the patient with weight loss. Up To Date 19. 3

Column 5

매번 청진해야 할까?

외래에서 환자의 이야기를 듣는 것은 매우 중요하지만 청진은 어떨까? 호흡기 질환이나 순환기 질환을 가진 환자는 매번 청진할 필요가 있다고 생각하지만, 그 밖의 환자에서는 시간 낭비 같은 생각도 든다. 게다가 최근에는 "여성을 청진하려 할때 성희롱으로 오해받았다"는 이야기도 있어, 바쁜데 의미 없는 시간을 사용하고 싶지 않다! 고 생각하기도 한다.

청진은 주로 심음과 호흡음을 듣는 진찰 방법이다. 확실히 매번 청진이 필요한 환자도 있다. 그리고 청진은 단순히 '음을 듣는' 일 이외의 역할이 있다고 생각한다. 청진이라는 행위가 "당신의 몸을 진찰하고 있어요"라는 메시지를 전하거나, 의사-환자 관계를 쌓아 올려 가기 위한 역할을 할 수 있다. 그리고 매번 계속하여 때로 작은 변화를 알아차릴 수도 있다. 필자는 매번 청진하자는 주의이다. 당신은 어느 쪽인가?

증례 탐구   CASE 8

29세 여성   복통+구토

바쁜 직장 여성에서의 복통은?

증 례

전 전공의, **지** 지도 전문의

원래 건강한 29세 여성. 미디어 관계 직업으로 바쁘다. 만성적 수면부족. 외래 진료 2일 전 가슴 앞쪽 중앙에 압박감 출현. 다음날 아침 무거운 짐을 들고 걸으려 하자 복통과 기운이 빠지는 느낌으로 걸을 수 없었고, 구토를 3번 했다. 인근 병원에서 진료하고 위장약, 제토제를 처방 받아 복용했으나, 그 날 밤부터 증상이 악화되어 외래 진료를 받게 되었다.

초진시 활력징후는 체온 37.3℃ 이외 정상이고, 상복부 압통은 있지만 반발통은 없었다. 직장 진찰에서 혈변은 없었고, 수액 요법으로 증상이 안정되어 다음날 상부 위장관 내시경 검사를 예약하고 귀가하였다.

그러나 같은 날 복통이 더 심해져서 재진하였다. 혈압 79/58 mmHg, 맥박 126회/분(규칙적). 호흡수 24회/분, 체온 37.1℃, SpO₂ 99%(room air)로 얼굴색이 나쁘고, 오목가슴 부위에서 가장 심한 압통이 우하복부와 우측 복부에도 나타나 복통이 지난번보다 심했다.

전 하는 일이 바쁘다 해서 급성 위염, 위장염을 외래에서 추적하자고 했습니다. 그러나 복통이 악화되어 긴급히 상부 위장관 내시경 검사를 받도록 했으나, 증상을 설명할 특이 소견은 없었습니다. 무엇일까요?

지 감별 진단보다 더 중요한 것은 활력징후 이상이지. 평상시 혈압을 알 수 없다고 해도, 맥박을 보면 쇼크 바이탈이라고 생각해야 하지.

전 어? 아…, 활력징후를 제대로 확인하지 않아서….

(처치실에서 수액 라인 확보, 모니터 장착, 산소 투여 시작)

전 복부 초음파에서 담낭 종대와 소량의 복수가 있었으나, 담낭벽 비후나 담석은 없었고, 충수도 정상 소견으로, 급성 충수염, 급성 담낭염, 급성 췌장염 등을 의심하는 소견은 없었습니다. 내시경 검사를 하려 했지만 위장관 천공에 대해 감별할 필요도 있을 듯 합니다.

지 복통=복부 장기 질환이라는 생각은 위험하지.

전 부인과 질환, 심부 농양, 혈액 배양검사, 소변 검사, 흉부 방사선사진, 복부 조영 CT, 질식 초음파, DNA

프로프법에 의한 클라미디어 검사 등 추가가 필요할까요?

☑ 젊은 여성이므로 CMT(Cervical motion tenderness, 자궁 경부 가동통)과 임신 반응도 체크해야지.

....

☑ 최종 월경은 2주 전이었고, 월경 주기 이상이나 부정 출혈은 없고, 1주 전 성교력이 있으나 불특정 다수와의 접촉은 없습니다. CMT는 경도 양성, HCG 정성, HIV 검사 모두 음성입니다. 채혈에서 WBC 21,300/μL, CRP 1.58 mg/dL로 다른 이상은 없고, 소변 검사, 요 침사, 흉부 단순 방사선에서도 특별한 이상은 없었습니다. 복부 조영 CT에서 소량의 복수 저류 외 free air, 담석, 담낭벽 비후, 간피막 영상이나 간 주위 지방조직의 이상, 췌장 비대 등도 없고, 충수나 부인과 부속기에도 이상이 없었습니다.

☑ 많은 정보를 모았군.

☑ 앞에서 열거했던 감별 질환은 모두 검사 소견상 해당되지 않는 것 같습니다. 그러나 채혈에서 염증 반응이 높아 어디엔가 패혈증의 원인이 숨어 있지 않을까요? 악성 종양 소견도 없습니다. 교원병일 가능성에 대해 항핵항체도 측정할까요?

☑ 복통+쇼크를 기본으로 쇼크 감별을 해 나가야 하지. 많은 검사를 하지 않아도 병력이나 복부 단순 방사선사진, 복부 CT에 중요한 단서가 숨겨져 있어. 신체 진찰에서도 그것을 확인할 수 있지. 한번 더 신중하게 진찰해 볼까. 쇼크를 감별해보면 아무래도 패혈증만은 아닐 거야. 병태, 쇼크의 평가에 따라 치료 방침은 크게 다르지.

그 후의 경과

저혈압과 빈맥이 지속되었다. 신중하게 진찰한 결과 경정맥 충혈을 발견하였으며, 심음에서 말달림 율동이 청취되었다. 심전도를 자세히 살펴보니 저전위뿐 아니라 광범위 ST 상승이 있었다. 채혈 추가 검사에서 CK 120 IU/L, CK-MB 23 IU/L, 트로포닌 T정성(+), BNP 2701.7 pg/L이었다. 갑상선 기능은 정상이었고 심장 초음파상 전체적으로 벽 운동 저하가 있으며, 좌심실 구출률(LVEF) 31%, 심실중격 두께 14 mm, 좌심실 후벽 두께 16 mm의 벽 비후 있고, 벽 휘도 상승도 있었다. 심낭액 저류(약 12 mm), 우심방에 collapse sign이 있었으나 우심실에는 없어 심장 탐폰에는 이르지 않았다. 하대정맥 지름은 18 mm로 호흡성 변동은 없었다.

해 설

이 환자는, ① 복통, 구토, 권태감, 발열, ② 쇼크 바이탈, 빈맥, ③ 경정맥 충혈, ④ 심전도 변화, ⑤ 트로포닌 T 양성, BNP 증가, ⑥ 심장 초음파에서 현저한 좌심실 수축능 저하, 미만성 벽 운동 저하와 벽 비후, 심낭액 저류, ⑦ 복수 그리고 무엇보다, ⑧ 급격한 활력징후와 전신 상태 변화에 의해 심근염으로 진단되어 CCU에 입원하여, 모니터 관리와 심전도, 심장 초음파 추적을 계속했다. 제3병일에 혈압이 개선 경향이 있었고, 제7병일 심초음파에서 LVEF 74%까지 회복되고, 벽 비후(12~13 mm)는 있어도 벽 운동에 이상 없어 제12병일에 퇴원했다.

심근염 환자였으나, 이에 대한 원인을 밝히지 못했으며, 심근 생검은 시행하지 않았고, 경과를 보면 울혈성 심부전을 동반한 전격성 심근염으로 생각할 수 있는 환자로, 인공심폐 보조 순환도 염두에 둔 집중 치료가 필요 했다.

급성 심근염이나 심막염에는 일과성 ST-T 변화만 있는 무증상인 경우부터 부정맥, 급성 심부전을 동반하여 급속히 사망에 이르는 중증형까지 있으며, 또 염증 병변의 국재에 따라 증상이나 증후가 다른 매우 다양한 임상상을 나타낸다. 그 중에는 급격히 발병하여 중증 펌프 실조나 치명적 부정맥을 일으켜 심폐 위기에 빠지는 전격성 심근염이 있는데, 이 중 18.2%의 환자는 초진시 NYHA I도에 해당하는 경증으로 초진시에는 활력징후나 혈행 동태가 안정되어 있어도 급속히 악화되어 심장성 쇼크나 저심박출 상태에 빠지기도 한다[1]. 심한 복통이 처음 증상이며, 유의한 증상인 것은 잘 알려져 있다[2]. 이 환자처럼 주 증상이 구역·구토인 경우는 21.6%. 전신 권태감은 11.8%. 복통은 5.9%에서 볼 수 있다[1]. 과거를 거슬러 올라가면 이미 1963년에 소아의 보고를 확인할 수 있으며, 41예 중 10예는 복통이 주 증상으로, 일부는 응급 수술 적응으로 판단된 경우도 있었다. 또 복통은 복부의 어느 부위에서도 나타날 수 있다[3].

이 환자에서도 처음부터 복통을 호소했는데 이를 어떻게 해석해야 할까? 신체 소견에서 간 종대가 명확했을 것으로 복부 단순 방사선 사진에서 간이 명확하게 커져있고, 장의 가스가 왼쪽 아래로 눌려 있는 것도 볼 수 있다(그림 1).

CT에서도 현저히 커진 간을 확인할 수 있었다. 이 환자에서는 복부 증상과 가슴 앞쪽 중앙의 압박감으로 무거운 짐을 들면 힘들어 걸을 수 없었다고 하는 병력이 열쇠였다. 구역·구토, 상복부 통증은 심근염의 선행 증상이라기 보다 울혈성 심부전 또는, 울혈간에 의해 간이 급격히 커져서 간피막이 늘어나서 나타났을 가능성이 있다.

심근염은 진료시 발열을 동반한 감기같은 증상이나 위장 증상 등 전구증상과 말달림 율동, 심박 리듬 혼란, 심전도 이상, 트로포닌 T 상승 등을 통해 의심한다. 심전도(QRS 폭 증가, Q파 출현, 진행성 ST-T 변화, 심블록이나 치명적 부정맥 출현), 심 초음파 소견(벽 운동 저하의 진행, 구심성 비후의 고도화 출현)이 악화 증후를 나타내고 혈행 동태가 불안정하면 심폐 보조를 사용 가능한 심장 치료 병원으로 응급 후송이 필요하다. 확정 진단에는 관상동맥 조영검사와 심내막 심근 생검이 필수적이다. 울혈

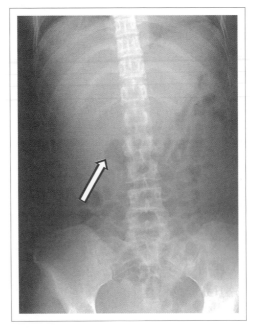

그림 1 복부 단순 방사선사진

성 심부전, 빈맥성 부정맥, 방실블록이 주된 사인이므로 주의가 필요하다.

진 단

전격성 심근염+울혈성 심부전

TIPS

★ 복통 초진 시에 단순한 급성 위장염이라고 생각하기 전에, 평범한 질환에는 평범한 증상이 있으며 경과가 맞지 않으면 다른 원인도 생각하는 습관을 가진다!

★ 울혈성 심부전 또는 울혈간에 의한 간피막의 급격한 신장으로 구역·구토, 상복부 통증이 나타날 수 있다!

★ 심근염의 경우 시간 단위로 악화되는 환자도 있다는 것을 염두에 두고, 원칙적으로 입원시켜 주의 깊은 경과 관찰을 시행해야 한다!

문헌 〉〉〉

1) Izumi T, et al: Clinical presentation of fulminant myocarditis. Nippon Naika Gakkai Zasshi 92(3):463-470, 2003.

2) Chang YJ, et al: Myocarditis presenting as gastritis in children. Pediatr Emerg Care 22(6):4 39-440, 2006.

3) Boles ET Jr, et al: Abdominal pain in acute myocarditis and pericarditis. Am J Dis Child 105:70-76, 1963.

Column 6

진료 중 핸드폰이 울리면…

병원에서 핸드폰은 소통 수단으로 유용하며 이제 없어서는 안 되는 것이 되었다. 그러나 그 편리함에 대한 부작용도 있다고 생각한다. 예를 들어 처치 중이나 진찰 중에 핸드폰이 울리면…. 진료 중에 전화가 걸려 오면 의사에게나 환자에게나 기분 좋은 일은 아닐 것이다.

진료 중에 의사의 핸드폰이 울렸을 때 환자가 어떻게 느끼는지 조사한 설문이 있으며, "그 자리에서 대응해도 좋다"라고 대답한 환자는 54%, "전원을 꺼버리고 싶다"라고 대답한 환자가 10%였다. 대응해도 좋다고 대답한 환자가 반밖에 없다는 것에 유의해야 한다. 그런데 반대로 진료 중에 환자가 휴대 전화로 통화하기 시작한다면 의사들이 이를 어떻게 생각할까?

대책은 매너모드로 해두거나, 진료 중 외래 간호사에게 핸드폰을 맡기거나, 아예 전원을 꺼 두는 수도 있을 것이다. 여러분은 외래에서 어떻게 행동하겠는가?

증례 탐구   CASE 9

월경 중 발열이 있다면…

30세 여성   발열+의식 장애

증 례

전 전공의,   지 지도 전문의

특별한 병력이 없는 30세 여성. 독감이 크게 유행하던 2월 상순 40℃의 발열을 주소로 외래에서 초진, 신속 진단키트로 인플루엔자 A형 양성으로 판명되어 타미플루와 아세트아미노펜을 처방하여 귀가했다. 2일 후 낮에는 35℃ 대까지 해열되었으나, 밤에 오한, 발열이 나타나 초진 3일 후 다시 내원했다.

전 독감으로 진단되고 나서 아직 3일째예요. 약을 복용했다고 곧바로 낫는 것도 아닌데…. 검사도 처방도 끝났는데 오늘은 어떻게 해야 할지….

지 약을 먹으면 바로 낫는다고 생각하는 환자도 있기 때문에, 외래에서 독감으로 진단하여 타미플루를 처방해도 "5일간의 발열 기간이 며칠 짧아지는 정도예요" 라고 말해두면 좋지. 그렇지만 고열은 괴롭고, 식사하기도 어렵기 때문에 수액을 맞았으면 좋겠다던가, 입원하게 해주면 좋겠다던가, 무엇인가 희망이 있어 오지 않았을까? 우선 환자의 이야기를 제대로 듣고 대응을 생각하지.

- 진료 종료 후-

전 활력징후는 체온 40℃, 혈압 104/68 mmHg, 맥박 132 회/분, SpO2 98%(room air)로, 머리가 멍하다고 합니다만 대화는 정확히 하고 있습니다. 호흡기 증상이나 위장 증상 등의 호소는 없고, 진찰 소견에서 눈이 충혈되어 있으나 그 밖에 특별히 이상은 없었습니다.

지 일단 해열되고 난 후 2봉성 발열인가…. 인플루엔자라 해도 아직 3일째이므로 모순은 없을지 모르지만, 인플루엔자 이외에 예를 들어 여성에서 발열 원인으로 많은 요로 감염증이나, 인플루엔자에 동반된 폐렴 합병은 생각하기 어려울까?

전 음. 그렇게 말씀하시니까 자신이 없네요. 채혈, 소변 검사, 흉부 방사선 검사가 필요했구나 하는 생각이 듭니다. 그리고 보니 전혀 먹을 수 없다고 하고 있어 수액 요법도 필요하겠습니다.

지 좋아. 방사선 촬영 전 월경력과 임신 가능성 유무는 확인해야지.

전 그건 확인했어요! 지금 생리 중이라고 합니다.

…………

전 검사 결과가 나왔습니다. WBC 11,000/μL, CRP 4.4 mg/dL로 염증 반응은 별로 대단한지 않네요. 그리고 간기능 이상(AST 158 IU/L, ALT 67 IU/L)이 있는데 이건 또 뭐지요? 소변 검사는 생리 중이므로 잠혈(3+) 단백(3+)인데 백혈구는 음성이고, 흉부 방사선에는 특별히 문제가 없었습니다.

그 때, 안쪽에서 갑자기 쿵하는 큰 소리가 나서 달려가 보니 환자가 침대 옆 마루에 엎어져 "어떻게 되는거야… 어? 춥다! 덥다!"라 중얼거리고 있었으며 눈의 초점이 풀어져 있었다. 발열을 동반한 의식 장애로 뇌염·수막염 감별이 필요하다고 판단하여, 긴급히 머리 CT촬영, 항생제 투여를 시작하였으며, 척수액 천자를 시행했으나 척수액의 세포 증가는 없었다. 정밀 검사 목적으로 긴급 입원하고 상태 급변에 대비하여 방광 유치 카테터를 삽입하려고 했는데, 환자가 생리 중이기 때문에 탐폰을 사용하고 있는 것을 알게 되었다.

해 설

발열 원인을 독감으로 쉽게 생각하여 경과 중에 있다고 보았으나, 갑작기 의식 장애가 나타나 다른 질환을 시급히 의심하지 않으면 안 되는 상황이 되었고, 우연히 발견된 탐폰이 진단의 실마리가 되었다.

독소성 쇼크 증후군(TSS, toxic shock syndrome)은 황색 포도상구균이 대량으로 생산하는 toxic shock syndrome toxin-1(TSS-1)이라고 부르는 외독소가 원인되어, 건강한 성인에서 1~2일의 빠른 경과로 피부 발진을 동반한 패혈증 증상을 나타낸다[1]. 처음 보고된 당시에는 탐폰을 사용하는 생리 중 여성에서 많은 것으로 알려졌으나, 상처나 질염 등 다른 부위의 감염에서도 유발되는 것으로 알려져 있어 다음 2개의 진단 기준이 작성되어 있다(표 1, 2). 이 환자에서 나타난 결막 충혈, 원인 불명의 간기능 장애, 갑작스런 의식 장애도 진단 기준에 해당되며, 고열, 탐폰 사용 등으로 TSS가 강력히 의심되었다.

그 후의 경과는, 입원 수 시간 후 쇼크 상태가 되어 중환자실에서 전신 관리가 필요했으나, 항생제 치료에 신속히 반응하여 제 8병일에 퇴원하였다.

TSS의 사망률은 3~5%에 이르며, 초기에 TSS를 의심하여 신속히 치료를 시작하면 치료 가능한 질환이다.

표 1 TSS 진단 기준(CDC)

① 38.9℃ 이상 발열
② 미만성 홍반성 발진
③ 발생 1~2 주 후의 낙설(특히 손바닥이나 발등)
④ 혈압 저하
  • 수축기 혈압: 성인에서 90 mmHg 이하, 16세 미만에서 연령별 혈압치의 20% 이하
  • 기립성 실신, 기립성 현기증
⑤ 음성 결과
  a) 혈액, 인후, 척수액 배양(혈액의 황색 포도상구균은 가능)
  b) 로키산맥 홍반열, 렙토스피라증, 홍역 혈청 반응
⑥ 다장기 장애(3 장기 이상)
  • 위장:구토, 설사
  • 근육 · 골격:심한 근육통, CK 정상 상한의 2배 이상
  • 점막: 질, 구강, 인두 또는 결막 충혈
  • 신장: BUN 또는 Cr가 정상 상한의 2배 이상 또는 요로 감염증을 동반하지 않는 농뇨
  • 간: T-Bil, AST, ALT가 정상 상한의 2배 이상
  • 혈액:혈소판 수 10만/μL 이하
  • 중추 신경계: 발열이나 저혈압이 없어도 신경학적 병소 증상을 동반하지 않는 의식 장애

6 항목 모두를 만족하는 환자만 TSS로 확진
(문헌 2)

표 2 Probable TSS의 진단 기준

① 38.9℃ 이상의 발열
② 미만성 홍반성 발진
③ 발생 1~2 주 후 낙설(특히 손바닥이나 발등)
④ 혈압 저하
⑤ 근육: 심한 근육통 또는 CK 상승
⑥ 위장:구토, 설사
⑦ 점막: 질.구강, 인두 또는 결막 충혈
⑧ 2 장기 이상 장애
  • 신장: BUN 또는 Cr 상승 또는 요로 감염증을 동반하지 않은 농뇨
  • 간: T-Bil, AST, ALT 상승
  • 혈액: 혈소판수 10만/μL 이하
  • 중추 신경계: 발열이나 저혈압이 없어도 신경학적 병소 증상을 동반하지 않는 의식 장애
  • 음성 결과
    a) 혈액, 인후, 척수액 배양(혈액의 황색 포도상구균은 가능)
    b) 로키산맥 홍반열, 렙토스피라증, 홍역 혈청 반응

3 항목과 낙설이 있거나, 또는 5항목과 낙설이 없으면 probable TSS로 확진
(문헌 3)

진 단

독소성 쇼크 증후군(TSS)

T I P S

★ TSS를 생각할 수 있는지가 갈림길!

★ 월경 중 원인 불명 발열이 나타나면 탐폰 사용 유무 확인!

문헌 》》》

1) 아오키 마코토: 전공의를 위한 감염증 진료 매뉴얼, 제2판. pp 981-984, 의학서원, 2008. 〈많은 전공의가 가지고 있다고 생각되는 감염증 매뉴얼. 독소성 쇼크에서 볼 수 있는 증상, 소견도 참고가 되므로 확인하길 바란다.〉

2) CDC: Toxic-shock syndrome-United States. 1980. MMWR 46(22):492-493. 1997.

3) Tofte RW, et al: Toxic shock syndrome: evidence of abroad clnical spectrum. JAMA 246: 2163-2167, 1981.

Column 7

부모와 같이 온 여고생에서 임신력을 들으려면

환자가 고교생이어도 임신 가능성이 있는 연령의 여성에서 임신력 청취가 필수인 것은 두말할 필요가 없다. 그러나 고교생은 부모와 함께 진료받는 경우가 많으며, 부모 앞에서 임신력을 질문하기 어렵고, 또 올바르게 대답했는지 알 수도 없다. 그렇다고 부모에게 "따님에게 듣고 싶은 말이 있으니 밖으로 나가세요"라고도 할 수 없다.

그럴 때, 필자가 자주 사용하는 방법은 "그럼 이제부터 진찰하기 때문에 엄마는 밖에서 기다려주세요"라고 신체 진찰을 이유로 자리를 비워 주도록 하며, 필자의 경험상 이 작전으로 거의 100%의 부모가 자연스럽게 방을 나간다. 그리고 필요한 신체 진찰을 끝낸 후 본인에게 임신력을 확인하고 부모를 들어오게 하면 좋다.

증례 탐구 CASE **10**

36세 남성 구역+ 눈의 충혈

방글라데시인은 눈이 붉은가?

증례

전 전공의, **지** 지도 전문의

바쁜 여름날 밤 응급 외래. 혼자서 당직하고 있던 1년차 전공의인 나. 온콜 지도의는 자고 있다. 천식 중첩 발작으로 수액 주사를 맞고 있는 환자 근처에 구역으로 내원한 36세 남성이 누워 있었다. 보기에 외국인 같다.

"좀 어떻세요?"

"구역이 심하고 머리도 조금 아픕니다"

말을 들어보니 방글라데시에서 온 유학생으로 대학원에서 연구하고 있었다. 녹초가 되어 있는 모습이며, 친구가 걱정스러운 듯 들여다 보고 있었다.

"아침부터 아무것도 먹지 않았어요. 배도 조금 불편하고…."

오늘도 매우 더웠으며, 연구가 너무 바빠 식사 시간이 없었는지도 모른다.

"감기에 걸린 것 같습니다. 식욕도 별로 없구요"

그런가, 감기일지도 모르지, 여름 감기. 연구실의 에어콘을 너무 세게 틀었나? 다음 환자도 기다리고 있는데 우선 메토클로프라미드와 수액을 주사하고 경과를 보자. 두통이나 구역이 심하지 않지만 채혈은 생각해 두자.

(수액 2시간 중 1시간 경과)

신경이 쓰여 보러 갔으나 구역이 전혀 호전되지 않았다. 다시 전신을 진찰하자 이유없이 눈이 충혈되어 있었다. 뭐지, 일단 진료 기록에 써 두자. '오른쪽 안구 결막 충혈 있음' 외국인은 우리와 달리 눈에 항상 핏발이 서 있나. 복부 소견에 별것 없는데 가벼운 장염인가 좀 더 경과를 보자.

(수액 종료)

"아직 기분이 조금 나쁘지만 약간 좋아졌다" 라는 환자의 말을 간호사가 알려주었다. 잘 되었군. 무슨 병인지 확실하지 않지만 경증이므로 심해지면 다시 오도록 일러 두자. 일단 제토제를 가지고 가지고 귀가시키자.

-다음 날 지도의와의 리뷰-

지 음─. 구역만 있고 토하지는 않았다….

전 예. 구토는 없고 수액으로 좋아져서….

지 감별 진단을 들 수 있어?

전 장염, 위염, 여름 감기, 외국인이니까 간염 등을 생각했습니다만, 채혈에서 이상 없고 CRP도 음성이었습니다. 젊고, 중증인 병은 없었습니다.

지 감별에 감염증이 많지. 음─, 구역을 일으키고, 중증화할 수 있는 질환에 어떤 것이 있을까?

전 심근경색 말입니까? 흉통도 없고 이 연령에서는 생각하기 어려웠습니다. 지주막하 출혈이나 뇌출혈도 지금 생각해보면 가능성이 있으나, 이것도 증상이 가벼워 장염 정도로 밖에 생각하지 않았습니다.

지 구역이 좋아지지 않는데 귀가시킨 이유는 뭐지?

전 본인이 "조금 좋아졌다"라고 했으며, 위장염이라면 그 정도로 괜찮다고 생각했습니다.

지 눈의 충혈은 왜 생겼지?

전 솔직히 잠시 신경이 쓰인 정도이고 그 후에 잊고 있었습니다. 외국인이니까 그런가하고. 결막염이든지 라고 생각했습니다.

지 음─.

…………

1주일 후, 의국의 다른 선생님이 호출하여 달려갔다.

"자네가 지난 주 응급 외래에서 본 구역이 있던 환자가 외래에 왔었어. 다음날 안과에 가서 급성 녹내장으로 진단되어 수술받았어. 매우 놀랐어. 녹내장에서도 구역이 나타나지".

그 말을 듣고 등골이 오싹하였다. 안과에 가서 내 눈부터 보아야겠군.

해 설

구역을 동반하여 몸 상태가 나빠서 내원 한 환자. 바쁜 구급 외래에서 가벼운 증상으로 내원한 환자가 뒷전으로 밀리는 경우가 있다. 간호사의 트리아지(triage)에 의해, 예를 들어 명확한 흉통이나 고열

표 1 눈 충혈의 감별 진단

	결막염	홍채염	녹내장 발작	각막 감염
빈도	매우 많다	자주 있다	드물다	자주 있다
삼출	중등도	없음	없음	물 모양 또는 농성
시야	변화 없음	가끔 흐림	매우 흐림	흐림
통증	경도	중등도	심함	중등도 이상
결막	충혈 미만성	각막 주위	각막 주위	각막 주위
동공반사	있음	약함	없음	있음

환자를 먼저 보도록 지시받았을 것이다.

당시 주소는 주로 구역이었다. 전공의(나)는 구역을 일으키는 질환을 중심으로 감별을 진행시켰다고 생각된다. 구역만으로도 수많은 감별 진단을 생각할 수 있어 도저히 1개만으로 감별을 진행하기는 어려워 다른 증상과 합하여 생각하게 된다. 이 환자는 구역에 더해 식욕 부진, 설사 등을 호소하고 있어 바이러스성 장염을 생각해 대증요법을 시행했다. 증상 개선이 미미하여 무엇인가 이상하다고 생각했더니, 눈의 충혈이 마음에 걸렸다. 눈의 충혈은 초기 전공의가 보아야 할 필수 항목에 드는 중요한 증후이지만 전공의가 의식적으로 보는 경우는 많지 않다고 생각된다.

눈 충혈로 가장 많은 원인은 급성 결막염이다(표 1). 통증이나 시야 이상은 없고, 경도의 삼출액을 동반한다. 기타 감별로서 홍채염, 각막 손상이 있으며, 이 중 가장 놓치면 안 되는 것은 급성 폐색우각 녹내장이다. 보통 갑자기 시작된 시야결손과 심한 통증, 구역·구토 등으로 발병하며, 동공 반사가 소실되고 각막 주위 결막 충혈이 동반되지만 급성 위장 질환으로 오인하기 쉽다. 안과 응급 질환이며, 우선 안압을 내리는 치료를(아세타졸아미드 정주 또는 복용이나 안압을 내리기 위한 필로칼핀을 점안한다) 시행한 후 레이저로 홍채 절제를 시행할 필요가 있어 조기에 안과 의뢰가 필요하다.

이 환자는 구역과 설사, 식욕 부진 등을 호소하고 있었으며, 눈의 충혈은 보았으나 감별에 넣지 못하여 녹내장을 생각할 수 없었다. 외국 사람이라고 증상에 대해 위장 질환의 감별에만 끌려갔으며, 간과하면 안 되는 긴급 질환인 녹내장을 놓쳐버렸다. 비교적 만나는 경우가 적은 질환이지만 반드시 감별로 넣어 두어야 한다. 전공의 시기에 필수적으로 습득해야 할 증후로 거론되고 있어 여러분의 감별 리스트에 더해 두면 좋겠다.

진 단

폐색우각 녹내장 발작

T I P S

★ 구역의 감별 진단에 녹내장도 넣자!

문헌 》》》

1) Cronau H, et al: Diagnosis and management of red eye in primary care. Am Fam Physician 81(2):137-144, 2010. 〈가정의학 잡지에 컴팩트하게 정리된 종설. 일독을 권한다.〉

2) Horton JC: Red or painful eye. Chapter 29. Disorders of the eye. Fauci AS, et al : Harrison's principles of internal medicine, 17 ed. McGraw-Hill Professional, 2008. 〈어려움에 처할 때는 해리슨을 보도록 한다.〉

Column 8

반말과 경어?

처음 만난 환자와 이야기할 때 경어로 말하는 것은 상식적이며 새삼스럽게 논할 필요는 없을 것이다. 여기서 말하고 싶은 것은 익숙해진 환자와의 커뮤니케이션이다.

외래 방문이 점차 오래되면 상대가 어떤 사람인지 이해하게 된다. 그리고 환자도 방심하여 다양한 이야기를 하게 된다. 어떻게 보면 좋은 일인지도 모른다. 그러던 중 반말로 말하는 환자도 나타나게 된다. 물론 이것은 크게 신뢰한다는 증거일 수 있다. 그러면 이쪽에서도 반말로…?.

필자는 의사-환자 관계가 허물어지지 않기 위해서 외래에서의 말투는 경어가 좋다고 생각하고 있다. 의사와 환자가 완전한 친구가 되어서는 안 된다고 생각하는 것이 그 이유이다. 그렇지만 한편으로 보다 지역에 밀착된 벽지 의료나 지역 의료 현장에서 지역 사람과 보다 친한 관계가 되기 위해서라면 문제가 간단치 않다. 중요한 것은 말투 자체가 아니라 거리를 두는 방법에 있다고 생각한다. 여러분은 어떻게 생각하시는지?

증례 탐구 CASE **11**

47세 남성 복통+혈뇨

쫓아버리고 싶은 술주정꾼

증 례

전 전공의, 지 지도 전문의

47세 남성, 술을 마시던 술집에서 움직일 수 없게 되었다고 구급차로 후송되었다. 간호사가 말하기를 한달에 3번은 매우 취해 진료 받는 환자라고 하였다. 상당히 취한 상태이지만, 활력징후는 정상이고, 외견상 나쁜 상태는 없어보였다. 진료 기록을 보면 항상 취해서 내원했었다. 그 밖에 고혈압 약제를 복용하는 정도이고, 큰 병도 없어 보였다. 1년차 전공의가 당직을 서고 있다. 밤에 구급차로 왔으니 어쩔 수 없지만 별 문제는 없는 듯 했다.

환자는 "이봐! 선생, 주사 놔줘! 취해서 기분이 나빠—!"라고 소리치고 있다.

에이—, 어째서 이런 환자까지 봐야하지. 아—, 어쩔 수 없네. 수액을 주사해 주면 만족해서 돌아가려나. 주사 연습이라고 생각해서 주사를 찌르나, 하면서 "우선, 술이 깰 때까지 상태를 봅시다"라고 말했다.

1시간 후, 일단 채혈한 혈액 검사에 이상이 없었다. 술도 조금 깬 것 같고, 비틀거리며 화장실로 걸어갔다. 뭐야, 단지 만취한 것뿐이야. 이제, 술마시고 오면 보지 말아야지. 도대체 "술마신 환자는 볼 필요가 없다"라고 지도의 선생님도 말했지. 그런데, 의국으로 돌아갈까하고 환자를 병원 현관까지 보낸 순간, 환자가 불렀다.

"선생! 그런데 말이야—, 소변에 피가 섞여 나오는 것 같아. 그게 걱정이네, 옆 사람과 싸우다가 조금 차였어"

"에—, 거짓말일거야! 진작 말했어야지. 벌써 3시야. 내일도 외래이고, 힘들다"라고 말하고 싶었지만, "배에 상처가 있나요? 괜찮지요. 통증이 심하지는 않지요?"라고 말했다.

이제 처치실로 돌아가면, 이 사람은 아침까지 돌아가지 않겠지. 어떻게 하지. 알코올 환자에게 지면 안 된다고 생각한 나는 아무도 없는 외래의 긴 의자에 앉게 하여 일단 배를 진찰하여 쭉 훑어 보았으며 외상이 없다고 판단하였다. 취해 있어 협조도 잘 되지 않았다. 정말 빨리 되돌아가면 좋겠다고 생각했고, 환자는 현관에서 쫓기듯 돌아갔다.

- 다음 날 당직 보고-

전 어제, 술에 취한 환자가 와서 혼이 났습니다. 큰일은 아닌 것 같아 돌려보냈습니다.

지 그래, 아, 그 사람, 나도 본 적 있어.

전 술 취한 사람은 거절할 수 있다고 들었습니다만. 취했으면 보지 않는 편이 좋다고 생각합니다. 자업자득이 아닙니까.

지 음, 그렇다고도 할 수 있지만, 알코올에 만취해 있어도 환자는 환자니까. 크게 문제 행동이 없는 한 진료해야 한다고 생각해.

전 어제도 수액을 주사하고 조금 취기가 깬 것 같아 부리나케 걸어 돌아갔습니다. 가다가 여러 가지로 뒤죽박죽 말하긴 했지만.

지 그래, 옆구리가 아팠다고. 그런가, 외상은 없었나? 경증으로 보여도 무엇인가 있으니까 신중히 해두는 편이 좋아.

전 아, 그렇지만, 정말 별 일 없어보였고, 배를 진찰했습니다만, 아무것도 아니었습니다. 배는 괜찮다고 생각합니다.

지 그래도 제대로 진찰하는 것이 중요해.

....

그 날 오후, 원장으로부터 호출을 받았다.

그 환자는 오전에 내과 외래에서 진료를 받았다. 본인이 아침에 일어나 혈뇨를 확인하여 내원하였다. 육안적 혈뇨가 관찰되었고, CT에서 경도의 신장 손상과 소량의 혈종 저류가 확인되었다. 정말 복부 외상이었다. 술집에서 말다툼이 되어 배를 차였다고 했다. 본인의 의식은 명료하고 증상도 없고, 활력징후도 정상. 결국 경과를 관찰하기로 하였다. 큰 사건이 되지는 않았지만 크게 놀랬다! 정말 술에 조심해야지!

해 설

이것이 단순 과오일 수도 있다. 보다 진지하게 진료하면 놓칠리 없다고 생각하는가? 그렇다, 그것이 올바른 의사의 진료이다. 그러나 이런 일이 실제 일어나고 있다. 낮 동안 계속 일하고 저녁 식사할 틈도 없이 당직을 시작하여 선잠이 들자 마자 구급차에 실려온 취객 때문에 일어난다. 당신이라면 싫은 얼굴을 하지 않고 싱글벙글 응급실에 등장할 수 있을까.

의료법에 '진료에 종사하는 의사는, 진료 치료 요구가 있을 때 정당한 사유가 없는 한 거절해서는 안

표 1 알코올 남용과 알코올 의존

알코올 남용(alcohol abuse)
• 음주 때문에 일이나 학교나 집에서 책임을 완수할 수 없다.
• 차를 운전하거나 기계를 조작하는 위험한 상황에서도 음주한다.
• 술에 취해 다른 사람에게 위해를 주거나 취한 채로 운전하는 등 법적 문제를 반복한다.
• 알코올에 의해 사회적 또는 인간 관계를 악화시키고 있다.

이상에서 하나 이상에 해당되는 음주 패턴에서 알코올 남용이 의심된다

알코올 의존(alcohol dependence)
• 매우 중증 상태로, 신체적·정신적·사회적 문제가 있어도 음주를 계속하고 있다.
• 한번 마시기 시작하면 그만둘 수 없다.
• 구역, 발한, 떨림, 불안 등의 금단 증상 증상을 일으킨다.
• 알코올에 대한 내성으로 음주량이 증가한다.

이상의 증상이 전형적이면 알코올 의존이다

된다" 라고 규정하고 있다. 그러나 음주 환자는 보지 않아도 좋다고 잘못 알고 있던 나는, 솔직히 술 취한 환자를 적극적으로 보려 하지 않았다. 어째서 만취한 사람을 돌봐주어야 하는지, 자업자득이라 생각했다.

만취 상태에서는 본인의 의식이 확실하지 않아 정확한 문진을 할 수 없으며, 음주시에 외상이 있었는지 불명확한 경우가 많다. 즉 중증 질환이 숨어 있을 가능성을 배제할 수 없다.

알코올 환자 주의점 ·

외상이 있어도 알코올 때문에 통증 호소가 적어, 두개내 손상, 비장 파열, 경추 손상 등 나중에 발견되는 경우가 있다. 혼수로 비정상 체위를 장시간 유지하면 횡문근 융해증으로 신부전을 일으킨다.

진찰하면 술을 마셨는지는 알 수 있으나 환자에게 알코올이 어떤 영향을 미치는지 의료인이 의식하지 않는 한 알 수 없다(표 1). 진지한 태도로 알코올 문제를 대하도록 노력해야 한다.

진 단

외상성 신손상

T I P S

★ 죄(알코올)는 미워하되 사람(환자)은 미워하지 않는다. 알코올 남용(의존)은 병이다!

★ 알코올 의존이라 생각하여 제대로 감별하지 않으면 곤란해 진다!

문헌 》》》

1) JAMA Patient Page: Alcohol abuse and alcoholism. JAMA 295(17):2100, 2006. 〈 JAMA에서 발행한 알코올 의존 환자용 팜플릿. 이해하기 쉽다.〉

2) 테라사와 슈이치; 전공의 당직법, 함정과 필수 법칙. 제4판. 미와서점, 2007. 〈소리 없이 알려진 전공의 필수서. 알코올 환자 대응도 빈틈없다.〉

Column 9

평상시는 2병, 가끔 3병

환자에게 음주량을 물으면, "평상시는 2병 정도입니다. 음, 뭐. 이따금 3병 마실 때도 있지만…"이라 대답할 때 실제 어느 정도 마시는 것일까?

필자의 경험에 의하면, 상당수 "거의 매일 3병, 때로 2병"이다. 음주량을 의사 앞에서는 조금이라도 적게 말하고 싶은 것이다. 음주량에 차이가 있으면 많은 쪽이 보통 음주량일 가능성이 높다.

주량을 적게 얘기하는지 의심되면, "많이 마실 때 하루 5병 이상 마시는 날은 없습니까"라고 굳이 큰 숫자로 부딪쳐 본다. 그러면 환자는 조금 안심하고 "아니요, 그렇게는 마시지 않아요. 많아도 3병 정도입니다"라고 비교적 정직하게 대답해 준다.

증례 탐구 CASE 12 인두통에서 목에 이상 소견이 없다면?

51세 남성 인두통+발열

증 례

전 전공의, 지 지도 전문의

원래 건강한 51세 남성, 3일 전부터 인두통, 발열로 내원.

전 평상시에 건강했던 51세 남성으로, 3일전부터 38.0℃의 발열과 인두통 이외에 증상은 없습니다. 신체 검사상 특별히 아무 문제 없습니다. "조금 피로하다" 라고 하지만 열 때문이라고 생각되며, 전신 상태 도 양호합니다. 열이 있고, 목이 아프니 감기라고 생각합니다. 약 처방을 주고 돌려보내도 될까요?

지 감기라고? 감기 진단이 쉬운 일이 아니지, 무엇을 감별했어?

전 감기가 확실하다 생각해서 특별히 감별하진 않았습니다.

지 외래 진료에서 중요한 것은, 진단보다 위험한 질환을 감별하는 것이야.

전 그렇지만 감기에서 감별할 것은 없지 않습니까.

지 인두통 이외에 콧물이나 가래가 있어?

전 인두통과 발열 이외 특별히 아무 증상 없었습니다. 뭐, 나른한 증상 정도는 있습니다.

지 감기라고 하는데 콧물, 기침, 가래가 없다면. 신체 소견은?

전 아무것도 없습니다. 편도도 특별히 붓지 않았으며, 백태도 없습니다. 림프절도 붓지 않고, Centor score(포도상구균 진단에 이용되는 기준)는 발열이 있으며, 기침이 없어 2점이므로, 신속 검사했습니다 만 음성입니다.

지 증상·소견이 없으면 안되지. 감기라고 단언하기 어려울 것 같은데. 음식물 삼키기는 괜찮아?

전 후두개염이군요, 괜찮아요. 삼킬 수 있고 입 열기 장애도 없습니다. 증상이 아직 나오지 않았을 뿐 감기 예요.

지 중대한 질환으로 후두개염, 빈도가 많은 질환으로 포도상구균 감염 등을 잘 감별했군. 그런데 갑상선은 어땠어?

전 갑상선은 보지 않았습니다.

다시 진찰하여 갑상선에 압통이 있는 결절이 만져졌다. 인후 통증이라고 느끼고 있었으나 실은 갑상선염이었다.

해 설

이 환자는 발열, 인두통으로 내원 한 아급성 갑상선염 환자의 증례이다. 병력에 발열·인두통 외 명확한 증상이 없었다. 증상이 없으면 신중한 진료가 진단의 지름길이다.

인두통이 주소이지만 목 증상이 없는 중대한 질환으로, 후두개염, 갑상선질환, 대동맥 박리 등 대혈관 질환, 심근경색 등 심질환 가능성도 있어 주의가 필요하다.

아급성 갑상선염 ·

아급성 갑상선염은 흔히 상기도 감염증 등 바이러스 감염으로 생각되는 증상 후 일어나며, 발열이 있는 경우가 많다. 국소 증상으로 목 앞의 통증과 비대, 연하통, 갑상선에서 아랫턱·귓바퀴 뒤에 걸쳐 방사통이 있다. 통증이 반대쪽으로 이동하는 경우가 있다(creep 현상). 갑상선 중독 증상으로 두근거림, 발한 과다, 손가락 떨림, 호흡곤란, 전신 권태감, 체중 감소 등이 있다. 신체 소견으로, 갑상선은 통증성으로 딱딱하고 결절 모양으로 비대해지며, 갑상선종은 일측성이나 양측성이다. 검사 소견으로 혈침(ESR) 100 mm/시 이상 항진, CRP 양성, 백혈구 수 증가 등 염증 반응 상승이 있다. 또 TSH 수용체 항체(TRAb), 항티로글로블린 항체(TgAb), 항갑상선/페록시다제 항체(TPOAb) 등이 일과성으로 경도 상승하는 경우가 있다. 갑상선 방사성 요드 섭취율은 저하된다. 갑상선 초음파에서 통증 부위와 일치한 저초음파 영역이 있다.

진단은 통증성 갑상선종, CRP 또는 혈침 증가, free T4 증가, TSH 저하, 갑상선 초음파 검사에서 통증부위와 일치하는 저초음파 영역을 확인하여 진단할 수 있다(아급성 갑상선염 진단 지침)[1].

치료는 수개월의 경과로 자연 치유되는 예후가 양호한 질환이므로, 증상이 심하지 않으면 치료하지 않고 경과를 관찰해도 좋다. 그러나 통증이나 발열로 일상 생활에 장애가 있거나, 염증 소견이 심하면 부신피질 호르몬, NSAIDs로 치료 한다. 부신피질 호르몬 치료는 효과가 좋아 통증과 발열이 신속히 개선된다. 또 갑상선 중독 증상이 심하면 β-차단제를 투여한다.

그 후의 경과 ·

이 환자는 발열, 갑상선의 통증성 비대가 있어 혈액 검사를 시행했으며(ESR 60 mm/시, TSH 0.01

μIU/mL, free T4 3.5 ng/dL, free T3 7.8 pg/mU, 갑상선 초음파에서 압통에 일치한 저초음파 영역이 있어 아급성 갑상선염으로 확진했다.

치료로 프레드니솔론 20 mg을 시작하여 신속히 증상이 개선되었고, 그 후 프레드니솔론을 감량해 치유되었다.

아급성 갑상선염은 자연 치유되는 질환이지만, 발열이나 갑상선 중독 증상에 의해 일상 생활에 크게 지장을 주는 경우가 있어, 신속히 진단하여 적절한 치료가 필요하다. 결코 안이하게 감기로 대응하면 안 된다.

진 단

아급성 갑상선염

TIPS

★ 인두통의 원인이 구강 내 질환에 의하지 않은 것도 있다!

★ 인두 소견이 없는 인두통에 주의!(후두개염, 인후 농양, 아급성 갑상선염, 심근경색, 대동맥 박리, 아나필락시 가능성)

★ 목 진료에서는 갑상선도 잊지 않도록!

문헌 》》》

1) 일본 갑상선학회 아급성 갑상선염(급성기) 진단지침 〈 http://www.japanthyroid.jp/doctor/guideline/japanese. html#akyuu 〉

2) 나루세 히카에: 내분비대사 전문의 가이드북, 제 2판 진단과 치료사. 2009

3) 하야시 히로유키: 스텝 비욘드전공의 2 응급에서 반드시 만나는 질환편, 양토사, 2006. 〈좋은 정보를 읽기 쉽게 집필한 전공의 · 지도의 모두 필독서〉

활력징후에 이상이 있으면 기본으로 돌아가자!

증 례

전 전공의, **지** 지도 전문의

저녁 5시 넘어, 당직이 시작되자마자 전화가 울렸다. 인근 개원의로부터의 진료 의뢰였다. 58세 여성, 빈맥이 있어 갑상선 기능항진증이 의심된다고 하였다. "내일 내과 외래에서 진료하세요"라는 말이 나오려고 했지만, 직접 전화하여 의뢰했으므로 일단 오라고 했다. 짬을 내 심전도 책에서 빈맥 감별을 읽으며 기다리고 있자 환자가 도착했다.

주소는 권태감. 2일 전 저녁 식사 준비를 하고 있는데 두근거림이 나타나 서 있을 수 없었으나 쉬고 있으면 몇 분만에 개선되었다. 어제는 아침부터 걸어다니기만 해도 전신이 나른하고 두근거림이 있어 하루 종일 집에서 쉬고 있었다. 오늘도 나른함이 개선되지 않아 인근 병원에서 진료받아, 심전도에서 빈맥과 심실성 기외 수축이 확인되어 본원에 의뢰되었다.

체중 감소 없음. 특이 병력 없음. 건강 진단은 받지 않았다. 흡연은 20개/일, 술은 마시지 않는다. 전체적 인상에서 마른 모습이고, 얼굴색이 약간 나빴다. 땀은 나지 않았다. 체온 36.2℃, 혈압 80/40 mmHg, 맥박 125회/분(규칙적), SpO2 99%.

간단히 병력을 듣고, 먼저 심전도를 찍기로 하였다. 간호사가 "앉아 있는 것도 힘들어 한다"고 하여 검사 후 침대에 눕게 했다.

심전도 소견은, 맥박 137회/분, 동성 빈맥으로, 1 페이지 기록 중 2~3회의 심실성 기외 수축이 보였다.

전 두근거림과 권태감 이외 특별한 증상이 없고, 심전도 소견에 발작성 심방 세동이나 발작성 상심실성 빈맥 등 빈맥성 부정맥도 아니기 때문에, 혈액검사로 갑상선 기능을 조사하려 합니다. 오늘은 갑상선 결과가 나오지 않기 때문에, 심부전이 없는지 방사선으로 검사하고, 괜찮으면 내일 외래 진료로 돌리려 합니다.

지 먼저 심전도를 찍어서 좋군. 검사를 진행하면서 진찰해 볼까. 혈압이 낮아 신경이 쓰이는데, 어떨까?

전 빈맥 때문이라고 생각합니다. 권태감도 저혈압 증상이라 생각합니다.

....

신체 소견에서, 눈꺼풀 결막에 약간의 빈혈, 갑상선의 압통 · 종대 없음, 경정맥 충혈 없음, 폐음 명료, 심음에서 수축기 구출성 잡음 청취, 종아리 부종 없음, 손가락 떨림 없음.

전 심부전 증후는 없습니다.

지 이 시점에서 감별 진단은?

전 신체 소견상 명확하지 않습니다만, 갑상선 중독증은 감별할 수 없다고 생각합니다. 그렇지 않으면, 빈맥… 의 원인으로 '어떤' 감염증 등을 고려할 수 있겠습니다.

지 '어떤' 이라니 어떤 것이지? 이 환자의 문제를 말해볼래.

전 전신 권태감, 동성 빈맥, 저혈압, 기외 수축 다발, 흡연 정도입니다.

지 빈맥과 혈압 저하는 어떻게 설명하지?

전 쇼크의 활력징후입니다. 예, 위장관 출혈을 체크하기 위한 직장 진찰과 감염증 워크업과 혈액 가스 분석….

…………

그 후 직장 진찰에서 대변의 출혈은 없었으나, 그 때 검사실에서 전화가와서 Hb 5.2 g/dL로 고도 빈혈이 판명되었다. 비위관을 삽입하자 검붉은 액체가 나왔다. 상부 위장관 출혈에 의한 출혈성 쇼크로 진단한 후에 위장내과 당직에 연락하여 긴급히 상부 위장관 내시경을 시행하였다. 위 각부에 노출 혈관을 동반한 궤양이 있어 클립으로 지혈하였다.

해 설

"두근거림과 권태감"을 주소로 내원하였으며, 위궤양에 의한 출혈로 쇼크전 상태에 있었던 환자다. 병력을 되돌아 보면, 비교적 급성으로 '두근거림'과 '어지러워 서 있을 수 없는 상태'가 나타났고, 그 다음에는 '조금만 걸어도 나른하고, 두근거린다'는 상태였다.

진단 단계를 따라가면, 먼저 '두근거림'을 의학 용어로 번역할 필요가 있다[1]. 환자가 말하는 '두근 거림'은 '빈맥' / '맥이 크게 뛴다(큰 맥박의 지속 또는 큰 맥박이 한 박자 섞인다)' / '맥박이 날뛴다(부 정맥 또는 맥박이 없어진다)' / '가슴의 불쾌감' 등이 대표적이며, 이 중 어느 쪽인지 결정되면, 거기서 부터 감별이 시작되지만, 응급 상황에서는 반대로 흉부 증상이 있는 '두근거림'의 시점에서 치명적 질 환 감별을 위해 즉시 심전도를 시행해야 한다.

표 1 쇼크의 감별

S	septic, spinal	패혈증성, 신경성 쇼크
H	hypovolemic	저용량성 쇼크
O	obstruction	폐색성 쇼크
C	cardiogenic	심장성 쇼크
K	anaphylactic (K)	아나필락시 쇼크

(문헌 3)

이 환자는, 시나리오의 전공의가 말한 대로 빈맥성 부정맥이 아니라 동성 빈맥이었다. 그렇다면 혈압이 낮은 것은, '혈압 저하+동성 빈맥=쇼크'를 일으킨 질환을 감별해야 한다. 다시 말해서 동성 빈맥이라는 문제가 일어난 시점에 원인 질환을 검색하지 않으면 안되며, 교과서적으로 저혈당이나 갑상선 중독증, 약제성 등을 들 수 있으나[2], 응급 상황에서는 쇼크 전단계에 준해 워크업을 진행해야 한다 (표 1).

또 '어지러워 서 있을 수 없는 상태'는 좀 더 상황을 알아보지 않으면 안되며, 현기증, 기립성 저혈압, presyncope, 막연한 권태감 등에 따라 감별이 다르다(→ p 50). 잘 들어보면 "누워서 쉬면 곧 편해진다"고 하니 기립성 저혈압이었다(내원 시 Hb 5.2 g/dL로 고도의 빈혈이 있어 동작 시 증상은 빈혈 증상도 더해져 있었다고 생각된다). 환자에서 "저녁 식사를 준비할 때" 증상이 나타났다고 하며 발생 양식은 acute onset이다. 이유 없이 급성으로 기립성 저혈압이 나타난 경우 제대로 평가하지 않으면 안전하다고 할 수 없다. 이 환자는 빈혈이 있어 대량 출혈 진단을 받았지만, 내원 시에 빈혈이 없어도 출혈성 쇼크를 부정할 수 없으며, 그런 경우 기립 검사가 저용량성 쇼크(hypovolemic shock) 감별에 유용하다.

진 단

출혈성 위궤양

T I P S

★ 동성 빈맥은 원인을 생각!

★ 쇼크 활력징후에서 'SHOCK'의 감별을!

문헌 》》》

1) 하스무라 세이: 진료 방법과 문제 해결 핸드북, 제4판. pp 256-260, 난코우당, 2005. 〈증후의 계통적 감별, 진단으로 연결되는 문진, 신체 소견의 교과서. 전공의 시절에 통독하길 권장한다.〉

2) Smith DS/이쿠사카 마사오미(역): 능숙한 외래 진단술. pp 47-49, 나카야마서점, 2009. 〈중요한 증후 감별에 대한 총체적이며 실천적 가이드. 누락 체크를 위해 항상 옆에 둔다.〉

3) 테라사와 슈이치: 전공의 당직법, 제4판. pp 64-67, 미와서점, 2007. 〈응급 상황에서의 생각, 구체적 대처 방법, 함정에 대해 간결하게 정리한 소리없이 알려진 명저. 전공의는 항상 응급 외래에 휴대하는 것을 권장한다.〉

Column 10

옷을 입고 혈압을 측정해도 OK?

혈압 측정은 외래에서 매번 시행되는 진료 행위의 하나이다. 여름에는 좋지만, 겨울철이 되면 환자들이 옷을 두껍게 입고 내원한다. 여러분은 혈압 측정 때 의복을 어떻게 하고 있는지? 코트나 자켓은 벗기겠지만, 스웨터는? 저지라면? 등 일일히 따져보면 어려워진다.

실제 그런 일을 검증한 연구가 있으며, 흥미가 있다면 조사해 보기 바란다. 결론부터 말하면 양복 두께가 4 mm 이내이면, 옷을 입고 혈압을 측정하거나 옷을 벗고 직접 혈압을 측정해도 측정치에 차이가 없었다. 이런 정도의 자신을 가지고 옷 위에서 혈압을 측정할 수 있다! 물론 평상시와 크게 다른 값이 나오거나 환자가 희망하는 경우 의복을 벗고 측정해야 한다.

종례 탐구 CASE 14

66세 남성 구토

모두 같다고 여겨버리면…

증 례

전 전공의, **지** 지도 전문의

외래가 혼잡한 1월의 어느 날 밤. 6년 전 담낭염으로 담낭 적출술을 받은 병력이 있는 66세 남성이 구토와 설사를 주소로 진료받았다.

전 오늘은 감염성 위장염 환자가 많네요.

지 글쎄, 금년 겨울에도 노로바이러스가 의심되는 환자가 많군.

전 모두 집에 눕혀 놓고 물만 마시게 하면 되겠지요.

지 허허…그래. 그렇지만 가끔, 무서운 질환이 섞여 있기 때문에 조심하지 않으면 안 되지.

전 아, 예! 이 환자도 위장염 같습니다. 어젯밤부터 구토와 설사 증상으로 내원했지만 원인이 될 것 같은 날 음식 섭취나 여행력은 없습니다. 항생제 사용력도 없다 합니다.

지 음, 그것은 중요하군. 식사력과 항생제 사용력은 어떻게 물었어?

전 "어제 무엇을 먹었습니까" 와 "최근 항생제를 사용했습니까" 라고 물었습니다만….

지 감염성 위장염에는 황색 포도상구균처럼 발생까지 6시간 정도인 세균부터 72시간 정도까지 가능성이 있는 장염 비브리오가 있지. 그렇게 생각하면 적어도 3일 전 식사까지 물어야 하지 않겠어? 항생제 관련 설사도 Clostridium difficile은 사용 후 10주까지 가능성이 있다는 것을 의식하여 병력을 청취할 필요가 있지.

전 그렇습니까? 그렇지만 바로 전 식사도 기억하지 못하는 사람도 많은 듯 한데요…

지 그렇지. 나도 어제 먹은 것 정도까지 밖에 자신이 없어(웃음). 막연히 묻기보다 오늘은? 어제는? 그제는? 하는 식으로 차례로 물으면 생각해 낼 수 있는 사람이 증가하곤 하지.

전 그런 방법이 있군요.

지 그래. 그런데 이 환자는 어느 정도의 구토·설사지?

전 어제 2회, 오늘은 5회 남은 음식물이 섞인 것을 토했습니다. 대변은 오늘 묽은변 1회입니다.

지 음, 구토가 주증상이군. 위장염이라고 말하기 어려운 인상을 받는데.

전 말씀을 듣고 보니 그렇군요…. 장폐색을 생각해야 할까요? 확실히 복부 촉진에서 통증이 있었지만, 방사선에서 이상 가스 패턴은 없는 것처럼 보입니다.

지 같이 가서 다시 한번 진찰해 볼까.

....

전공의가 지도의와 함께 다시 환자를 진료했는데, 가벼운 촉진에도 근성 방어(muscle guarding)가 나타났다. 복부 방사선에는 지도의가 확인해도 이상 가스 패턴은 없었으나, 병력과 신체 소견상 장폐색을 의심하여, 혈액 가스를 포함한 채혈을 시행하고 복부 조영 CT를 시행한 결과 소장 장폐색증이었다.

전 주위에 온통 위장염 환자뿐이라 그렇게 믿어 버렸습니다.

해 설

이 환자에서 배워야 할 교훈 2가지는 바이어스에 대한 주의와 장폐색 진단의 어려움이다.

확실히 감염증 유행 상황에서는 진료 환자의 질병 분포가 크게 편향되기 쉽다. 이런 경우, 검사 전에 미리 양성 확률이 높다고 생각하여 진료할 가능성이 높다. 예를 들어 독감이 유행하는 상황에서, 어제부터 발열, 기침, 가래, 관절통으로 내원한 환자에게 신속 검사키트에 음성이 나오더라도 인플루엔자라고 대응하기 쉽다. 그러나, 유행 상황 등의 정보가 바이어스를 유발하여 다른 질환에 대한 감별을 소홀히 할 수 있음에 주의해야 한다.

장폐색 진단은 매우 어렵다. 표 1에 장폐색 진단에 유용한 신체 소견, 병력을 제시한다.

방사선은 반드시 선자세와 누워서 촬영하여 free air, 경면상, 장관 확장을 확인. 그러나, 실제로 이런 소견이 없는 경우도 있다. 이상하다고 생각하면 복부 초음파나 복부 조영 CT로 평가해야 한다. 또 장폐색이라고 판단하면, 다음에는 긴급 개복 수술이 필요한 교액성 장폐색증인지 판단이 중요하다. 혈액 가스를 포함한 혈액검사는 필수적이다. 발열, 복막 자극 증상, 백혈구 상승, CK 상승, LDH 상승, 산증은 교액성 장폐색증을 시사하는 소견이며, 특히 교액이 진행된 상태일 수 있다. CT에서 복수, 장관벽 비후, 조영 효과의 감소 등 소견이 있다. 조기 진단에 특징적인 소견으로 복막 자극 증상, 복수, PCO_2 저하가 있으며 다음과 같은 판별식이 보고되었다[2].

표 1 장폐색을 의심하는 신체 소견과 병력

		양성 예측도(%)	민감도(%)	음성 예측도(%)	특이도(%)
신체소견	시각적 연동	42.9	6.3	96.4	99.7
	복부 팽창	18.8	62.5	98.4	89.2
	복부 전체의 압통	17.0	35.4	97.3	93.1
	연동음 항진	12.1	39.6	97.4	88.6
병력	구토에 의한 통증 감소	14.6	27.1	97.0	93.7
	변비 병력	10.5	43.8	97.4	95.0
	식사에 의한 통증 악화	10.0	16.7	96.6	94.0
	복부 수술 병력	9.5	68.8	98.4	74.0
	50세 이상	8.2	60.4	97.9	73.1
	구토	7.9	75.0	98.5	65.3

(문헌 1)

$$Y = 0.48 \times 복막 \ 자극 \ 증상(1/0) + 0.31 \times 복수(1/0) - 0.052 \times PCO_2 \ (mmHg) + 2.12$$

(1:positive, 0: negative. cut off 치 0.6, 민감도 85.7%, 특이도 100%)

입원 후 관리는 표준 교과서를 참고한다. 무엇보다 중요한 것은 이런 정보를 이용하여, 장폐색 입원 후 2~3시간 간격으로 신체 소견을 관찰하며, 부틸스코폴라민 등을 막연히 사용하지 않는 등의 주의가 필요하다.

진 단

장폐색

TIPS

★ 진단에 바이어스가 개입되지 않도록 주의!

★ 장폐색 진단은 어렵다. 의심되면 단순 방사선뿐 아니라, 복부 초음파나 복부 조영 CT를 고려!

문헌 》》》

1) Bohner H, et al: Simple data from history and physical examination help to exclude bowel obstruction and to avoid radiographic studies in patients with acute abdominal pain. Eur J Surg 164(10):777-784, 1998.

2) 야마기시 시게루: 교액성 일레우스 조기진단법. 일소외회지 36(1):11-17, 2003.

Column 11

바쁠 때나 한가할 때나 똑같이

'돌아가면 안 되는 환자'가 오는 빈도가 그리 많은 것은 아니다. 반대로 말하면 많은 환자는 '귀가해도 문제 없는 환자'이다. 대부분의 '문제 없는' 환자 중 돌아가면 안 되는 환자를 결코 놓치지 말아야 하는 것이 임상의사의 수완이다. 그것은 바쁠 때나 한가할 때나 동일하다. 특히 바쁠 때 "사실 그 소견도 보고 싶지만…, 뭐 바쁘기 때문에"라고 자신의 머릿 속 악마의 속삭임에 넘어가고 싶은게 솔직한 심정이다. 그러나 필자의 경험에 의하면 이것이야말로 실패를 유발하는 원인이 된다. 바쁘거나 한가한거나 관계없이 '절대 돌아가면 안 되는 환자'가 나타날 확률에 크게 차이가 없다. 바쁠 때야말로 이런 악마의 속삭임을 머리 밖으로 쫓아낼 필요가 있다.

증례 탐구 CASE 15

67세 남성 보행 장애

확실하지 않은 탈력감

증 례

전 전공의, 지 지도 전문의

집에서 갑자기 양 다리에 힘이 빠져 걸을 수 없게 되었다는 초로의 남성이 응급 후송되어 왔다. 의식 명료, 활력징후에 이상 없고, 내원 시 신체검사상 근력 저하·근육 위축은 없고, 심부 건반사도 정상이고, 기타 신경학적 검사상 명확한 이상은 없었다. 내원 후 보행이 가능하고, 양 다리에 힘이 빠졌다는 증상도 호전되었다.

전 처음에 뇌경색이 의심되어 신경과에서 진료하였으나, 머리는 괜찮다고 제가 호출되었습니다. 지금은 증상이 소실되고, 역시 신경학적 검사상 이상 없습니다. 혈액검사에서 CK 1,900 IU/L, CK-MB 23 IU/L, BUN 13.5 mg/dL, Cr 1.3 mg/dL, 그리고 AST 102 IU/L, ALT 49 IU/L, LDH 457 IU/L, ALP 245 IU/L로 경도의 간 효소 상승과 Hb 10.4 g/dL의 정구성 빈혈이 있었으나, 본인 말에 의하면 2년 전부터 고혈압, 지질이상증, 간장애, 신장애, 빈혈, 고CK혈증이 있어 대학병원에 입원하여 정밀 조사했으나 이상이 발견되지 않았다고 합니다. 증상도 없으며, 나중에 주치의가 봐 준다하므로 귀가시켜도 좋을까요?

지 조금 기다려. 이번 탈진과 보행 장애에 대한 평가는 무엇이지? 고CK혈증이라고 하는데 제대로 감별했어?

전 최근에 너무 더워서 이번은 열사병 같은 느낌이었어요. 고CK혈증은 대학병원에서 검사하여 이상이 없었다고 하니까….

지 검사 결과를 다시 한번 볼까. 이번의 탈력, 보행 장애 이외에 CK 증가, 지질 이상증, 간장애, 신장애, LDH 증가가 있으며, 거기에 WBC 3,400/μL, Plt 14.1x 10^4/μL라는 것은 범혈구 감소증이군. 전해질, 혈당치는 정상 범위에 있네. 어떤 전신 질환의 증상 하나로 이번 증상이 나왔다고는 생각할 수 없을까?

전 탈력을 일으키는 전신 질환 감별이군요. 약제, 감염증, 염증, 대사성 질환, 알코올….

지 여러 가지가 있을 수 있지.

············

추가한 혈액검사상 TSH 〉100 μIU/mL, free T4 0.06 ng/dL, 항티로글로블린 항체 양성, 항TPO

항체 양성으로 하시모토병으로 진단되었다. 티록신 복용 시작 후 탈력감, 보행 장애 재발 없었고 CK를 포함한 모든 혈액검사의 이상 소견이 정상화되었다.

해 설

이 환자는 갑상선 기능 저하증에 동반한 근병증에 의한 탈력감, 보행 장애를 일으킨 환자다.

명확하지 않게 호소하는 증상에 대해 전신 질환 증상의 하나일지도 모른다는 시각을 가지고 감별 질환을 진행하는 것이 중요하다. 이 환자의 발작적 탈력감만으로 진단에 이르기 어려울지 모르지만, 이런 시각으로 감별 질환을 들어, 감염증, 내분비 대사질환, 염증성 질환, 전해질 이상, 약제, 알코올 관여 등을 상기해야 한다.

갑상선 기능 저하증에 동반된 증상과 소견은 매우 광범위하다. 이 환자에서는 피로감, 집중력 저하, 체중 증가, 변비, 하지 탈력감. CK 증가, 간장애, 신장애, 범혈구 감소, 심낭액 저류, 지질이상증 등이 있었으며, 치료 시작 후 이러한 증상은 모두 호전되어 처음부터 갑상선 기능 저하증에 동반한 증상이었다고 판명되었다. 전신 질환 가능성을 생각하면 스크리닝으로 TSH 측정이 필수이다.

탈력감, 근경련, 근육통 등 근육 증상은 갑상선 기능 저하증 환자의 약 79%에서 볼 수 있어[1], 결코 드물지 않다. CK 상승도 많은 환자에서 볼 수 있으며 치료에 따라 정상화 된다. 증상은 무증후성 CK 상승에서부터 근육통, 근육 비대, 근위근 근병증, 횡문근 융해증까지 있다. 갑상선 기능 저하증에 이런 증상이 동반하면 갑상선 기능 저하증에 동반한 근병증으로 진단해도 좋다. 근육 증상을 호소하는 환자에서는 스크리닝으로 TSH를 측정해야 한다.

마지막으로, 이 전공의는 "대학병원에서 검사했기 때문에 어느 정도의 질환은 제외되었다" 하는 그 시점에서 사고 정지에 빠져 버렸다. 대학병원을 신용하지 말라는 것이 아니라, 지금까지의 병력이나 검사 결과가 환자의 상태를 설명할 수 있는지 비판적 의구심을 반드시 갖는 습관을 붙여야 한다.

진 단

하시모토병

T I P S

★ 확실치 않은 근육 증상에 스크리닝으로 TSH를 측정!

★ 다른 병원의 정밀 검사력을 그대로 받아들이면 안 된다!

문헌 〉〉〉

1) Duyff RF, et al: Neuromuscular findings in thyroid dysfunction: a prospective clinical and electrodiagnostic study. J Neurol Neurosurg Psychiatry 68(6):750-755, 2000. 〈갑상선 기능 이상에서 신경근육 증상의 빈도, 치료 후 경과 등을 정리하였다. 갑상선 기능 저하증 환자의 79%, 갑상선 기능항진증 환자의 67%에서 신경근육 증상이 있었다.〉

2) Hekimsoy Z, et al: Serum creatine kinase levels in overt and subclinical hypothyroidism. Endocr Res 31(3):171-175. 2005. 〈CK 상승은 갑상선 기능 저하증 환자의 57%, 잠재성 갑상선 기능 저하증 환자의 10%에서 볼 수 있으며 갑상선 기능 정상화에 따라 호전되었다.〉

3) 하마다 노보루: 갑상선 질환 진료 가이드, 제 2판. 진단과 치료사, 2011. 〈이 책만 있으면 일반 외래에서 갑상선 질환 진료를 볼 때 어려움이 없다. 보기 쉬운 플로차트(flow chart), 치료나 환자에 대한 설명도 매우 구체적으로 써져 있다.〉

Column 12

의사에게 부탁하기보다 소원 빌기?

필자가 외래에서 진료하고 있는 A씨. 어떤 날 손가락에 가시가 박혀 빠지지 않았다. 다음 외래 예약일은 2주 후이며, 이것까지 바쁜 주치의의 손을 번거롭게 할 수 없다고 생각한 A씨는 전철로 1시간 이상 걸리는 지장보살에 참배하러 갔다. 유감스럽지만 지장보살의 효험은 없었고, 예약일이 되어 필자의 외래에서 진료를 받았다. 몇 주 동안의 괴로움은 가시를 뽑는 처치로 한순간에 끝났다.

외래 진료를 마칠 때 항상 "무슨 일이 있으면 언제라도 진료받으러 오세요"라고 말하는 것을 잊지 않도록 하고 있다. 그런데도 예약외 진료가 "바쁜 선생님에게 미안하다"라고 생각하는 환자도 있다. 이런 사정을 실감한 에피소드였다. 그런데 최근에는 반대로 "아무 때나 방문하는 진료"도 많아지고 있다….

증례 탐구 CASE 16

67세 여성 기침

환자의 자가 진단을 그대로 받아들여도 좋은가?

증 례

전 전공의, 지 지도 전문의, 간 간호사

　오동통한 몸매의 여성이 기침이 길어진다고 외래 진료를 받았다. "선생님, 1주 전부터 기침이 나와서 천식이라고 생각해요. 지금까지 병이라고는 없었는데 이렇게 계속 하는 것은 처음이에 요"라고 말했다. 선행 감염은 없었고, 1주 전부터 밤에서 새벽녘에 걸쳐 기침이 심하여 괴롭지만 낮에 걸어다니기 시작하면 특별히 괴롭지는 않다고 한다.

　지금까지 병원에 다니지 않았으며, 천식의 병력도 없다. 흡연은 20개/일이지만, 기침이 나오면 서 흡연하지 않았다. 활력징후는 혈압 160/94 mmHg. 맥박 100회/분, 호흡수 20회/분으로 호흡 이 약간 힘들어 보이지만 SpO2 96%. 체중이 많이 나가는 몸이지만 잘 걷고 있다. 호흡음은 확실 히 지방이 많기 때문에 청취하기 어렵지만, 호기성 천명이 들렸다.

전 1주 전부터 기침으로 시작된 천식 발작이 나타난 환자입니다. 우선 β자극제를 흡입시켰습니다.

지 어느 근거로 천식 발작이라고 진단했지?

전 밤부터 새벽녘에 걸쳐 특히 심한 천명이 있어 천식 발작이라고 생각합니다. 본인도 천식이라 말하 고?

지 이 분은 초진인데, 어디선가 천식으로 진단 받은 적이 있는가?

전 아닙니다. "건강해서 의사를 귀찮게 했던 적이 없다"고 말했습니다.

지 병력도 없으며, 지금까지 어디서도 진료받지 않았다는 것이지. 이 분은 혈압도 높군. 그런데 야간의 발 작적 기침을 감별할 것이 없을까?

전 감별입니까?

지 경정맥이나 하지 부종 소견은?

간 선생님! 흡입하던 환자가 갑자기 괴로워하고 있습니다!

············

　달려가 보자 환자의 호흡수 30회/분, 기좌 호흡으로, 맥박 130회/분, SpO2 90%, 괴로운 표정이었다. 기좌위에서 경정맥이 충혈되고, 흉부 방사선에서 심흉곽 비의 확대와 엽간 흉수가 있었다. 급성 심부전 진단으로 긴급 입원하였다.

해 설

1주 전부터 심부전에 동반된 누울 때 나타난 야간 기침을 '천식 발작'이라고 자가 진단한 환자였다.

환자의 자가 진단은 도움이 안 된다. 환자가 말하는 '감기'가 실은 폐렴, 수막염, 신우신염, 심근염이었다는 경우는 얼마든지 있다. 이 환자는 천식이라 진단된 적이 없음에도 불구하고 '천식 발작'이라고 자가 진단하였으며, 더욱이 전공의도 "밤 동안 악화되는 기침(천식 발작에 해당된다)"이 있다고 다른 감별은 생각하지도 않았다. 그러나 "밤에 악화되는 기침"이라는 호소에서 기좌호흡을 상기하여, 심부전, 폐색전 등 놓치면 안 되는 질환을 감별해야 하는 것이 요점이다.

호흡곤란을 일으키는 질환의 감별은, 천식, 만성 폐쇄성 폐질환(COPD, chronic obstructive pulmonary disease), 폐색전, 기흉 등의 폐질환과 심부전, 허혈성 심질환 등의 심질환으로 대별된다. 심부전과 COPD는 모두 빈도가 높고, 또 양자가 동반된 경우도 많기 때문에 감별이 어렵다[1]. 호흡곤란이 있는 환자에서, 이미 심부전이나 COPD의 어느 쪽이 진단되어 있더라도 다른 한쪽의 가능성을 생각할 필요가 있다.

심부전은 병력과 신체 소견에 의한 임상 진단이 중심이지만, 비특이적 증상, 소견도 있다. 심부전 진단 기준에 modified Framingham clinical criteria가 있다[2](표 1).

심부전과 다른 질환의 감별이 어려운 경우 혈청 BNP 측정이 진단에 도움이 된다[3]. BNP가 400 pg/mL 이상이면 심부전이 의심되며, 100 pg/mL 이하이면 부정적이다. 100~400 pg/mL에서는 심부전 진단에 대한 민감도와 특이도가 낮다.

환자의 말을 그대로 받아들이지 않고, 냉정하게 신중히 감별하는 것이 실수하지 않기 위한 요점이다.

표 1 심부전의 진단 기준(modified Framingham clinical criteria)

대기준	발작성 야간의 호흡곤란, 기좌호흡, 경정맥압 상승, 폐의 습식 잡음, 심음의 III음, 흉부 방사선에서 심장 확대, 폐 수종, 심부전 치료에 의한 5일간 4.5 kg 이상의 체중 감소
소기준	양발 부종, 야간 기침, 보통 운동으로 호흡곤란, 간 종대, 흉수, 빈맥(120회/분 이상). 5일간 4.5 kg 이상 체중 감소

대기준 2개, 또는 대기준 1개와 소기준 2개이며 다른 원인이 없을 때 심부전으로 진단한다.
(문헌 2)

진 단

급성 심부전

T I P S

★ 환자의 자가 진단을 그대로 받아들이면 안 된다!

★ 호흡곤란을 보면 심질환과 폐질환의 양쪽 모두를 생각!

문헌 〉〉〉

1) Le Jemtel TH, et al: Diagnostic and therapeutic challenges in patients with coexistent chronic obstructive pulmonary disease and chronic heart failure. J Am Coll Cardio 149(2):171-180, 2007. 〈심부전 환자의 20~30%에서 COPD를 동반한다. COPD 환자에서는 호흡곤란이 있어도 심부전을 의심하기 어렵다. 심부전과 COPD가 동반된 경우의 진단과 치료에 대해 써져 있다.〉

2) Senni M, et al: Congestive heart failure in the community: a study of all incident cases in Olmsted County, Minnesota, in 1991. Circulation 98:2282-2289, 1998. 〈심부전 진단의 스코어를 소개하고 있다.〉

3) Maise JA: B-type natriuretic peptide levels:diagnostic and prognostic in congestive heart failure:what's next? Circulation 105(20):2328-2331, 2002. 〈심부전 진단을 위한 BNP 특성에 대해 써져 있다.〉

증례 탐구 CASE 17 잠시 차를 마시며 얘기하다가!?

69세 여성 머리 외상

증 례

전 전공의, 지 지도 전문의, 환 환자

12월. 69세의 체격이 큰 여성이 머리 외상이 걱정되어 외래 진료를 받았다. 넘어져서 이마에 찰과상을 입었다고 하였다. 의식은 명료하고, 활력징후는 혈압 129/49 mmHg, 심박 70회/분, SpO₂ 96%, 체온 36.8℃로 이상 없었다. 앞이마에서 코까지 찰과상이 있었으나 출혈도 없었다.

전 고령 여성이 넘어져 머리에 타박을 입었습니다. 경증이므로 머리 CT도 불필요하고, 피부 처치를 하고 돌려보내려 합니다.

지 확실히 상처는 가볍지만 왜 넘어졌는지(수상 계기) 물어 보았어?

전 외상이라고 하여 그것만 보았습니다. 겉보기에 건강하기에….

·············

다시 문진하여, 저녁에 비탈을 오르다 도중에 숨이 찬 것을 느꼈으며, 겨우 비탈길을 올라갔을 때, 숨쉬기 힘들고 정신이 몽롱해져 넘어졌는데 자세를 잡지 못해 앞이마를 다쳤고 통증과 함께 의식이 돌아왔다고 하였다.

전공의는 실신으로 판단하여 신체를 진찰하고, 혈액 검사, 심전도 검사를 추가했다. 심전도는 이상 없고, 빈혈도 없으며, 기립성 저혈압도 없었다.

전 다시 물어 보니 실신하여 넘어진 것이었습니다. 아직 원인은 확실하지 않습니다. San Francisco syncope rule(→ p 107)에서는 숨참에 해당됩니다. 심장성 실신이 걱정되어 입원시켜 경과를 보아야 할 것 같습니다.

지 어제까지 건강하던 사람이 갑자기 숨이 차게 되었다는 것은 아무래도 이해가 안되는군. 좀 더 이야기를 들어 보지.

전 또 다시 이야기를 듣는다고요? 외래가 매우 혼잡하니 빨리 입원시켜버리면 좋을텐데….

·············

지 오늘 하루 동안 무슨 일을 하고 있었습니까?

환 여느 때처럼 전통차 모임에 참석하여 다도 실습을 4시간 정도했습니다. 그리고 돌아가는 길에 넘어졌습니다. 걱정한 다도 선생님이 이리로 데리고 와 주었습니다. 폐를 끼쳤습니다.

지 음ㅡ, 다도였습니까. 혼자 하셨나요?

환 아니오, 다실에는 항상 다른 친구와 같이 2명이 있었습니다. 그 친구는 3시간 정도가 지나자 몸 상태가 나쁘다고 일찍 돌아갔습니다. 나는 괜찮아서 4시간 정도 있었습니다.

지 그런 것은 이번이 처음입니까?

환 글쎄요, 작년 겨울에도, 2명이 모여 다도 실습을 하다 기분이 나빠진 적이 있어요. 친구가 그때 진료를 받았으나 이상이 없다고 했던 것 같습니다. 다도 선생님은 우리 말고도 다른 사람과 실습을 하고 있지만 건강해요.
(진료 기록을 조사해보니 그 친구는 작년에 문진만 하고 귀가하였다)

지 같이 있었던 친구도 몸이 불편했다니 걱정이군요. 다도 실습장은 어떤 곳입니까?

환 방은 다실이므로 좁습니다. 겨울에는 본격적으로 숯을 피워 물을 끓입니다.

지 음. 아무래도…. 혈액 가스를 분석해 봅시다.

전 호흡 부전도 없는데 무엇을 의심하십니까?

············

혈액 가스 분석(room air)에서 pH 7.425, PCO2 37.2 mmHg, PO2 103 mmHg, HCO3$^-$ 23.9 mEq/L, SO2 99.8%, COHb 16.6%. 일산화탄소 중독으로 진단되어 고농도 산소 투여가 시작되었다.

그 후, 지도의의 지시로 다도 선생과 친구에게도 연락을 했다. 눈에 띄는 증상은 없지만, 걱정이 되어 응급 진료를 받았다. 혈액 가스 분석에서 COHb은 각각 17%와 6%로 2명 모두 일산화탄소 중독이었다.

전 설마 일산화탄소 중독이, 게다가 환자가 2명이나 더 있다니! 처음부터 다실에 있었다고 이야기했으면 좋았을텐데…. 재발 방지를 위해 환기를 확실히 하도록 교육해야 하겠군.

해 설

이 환자에는 2개의 함정이 있다. 머리 외상을 보고 상처 치료만 생각한 것이고 그 배후에 내과적 질환이 숨어있지는 않은지 찾지 못한 것이다.

표 1 일산화탄소 중독 증상

경증	두통, 구역·구토, 어지럼, 눈이 침침함
중등증	착란, 실신, 흉통, 호흡곤란, 탈락, 빈맥, 빠른 호흡, 횡문근 융해증
중증	부정맥, 저혈압, 심근경색, 심정지, 호흡 정지, 비심장성 폐수종, 경련, 혼수

전공의는 2번 문진에서 겨우 실신이라는 키워드에 도착할 수 있었다. 외래 진료에 익숙해져 있으면, '실신에서 심장성, 조절성, 기립성으로 나누고, 검사는 채혈, 심전도+α로 방사선, 머리 CT'라는 흐름이 몸에 붙어 있었을지도 모른다. 그러나 첫 번째 함정인 일산화탄소 중독의 발견은, 표 1처럼 특이 증상이 없으므로 혈액 검사에서 COHb치를 보아 진단하기 어렵다. 병력에서부터 진단까지 일관성이 없으면 다시 한번 더 병력을 확인할 필요가 있다.

탄소 연료의 불완전 연소, 화재, 자동차 배기가스, 가스 난방, 실내 그릴, 담배 연기, 메틸 클로라이드 등 일산화탄소가 생산되는 환경 노출에 요점 주의해야 한다. 노출 환경이 일상적이면, 환자 자신은 이것이 원인이 된다고 생각하지 못하므로 이런 부분을 조사하는 병력 청취가 필요하다.

일산화탄소 중독을 간과하여 위험한 환경에 계속 노출되면 예후가 나쁘다. 다음에 3명이 모두 심폐 기능 정지로 후송되어 올지도 모른다. 항상 머리 한쪽 구석에 일산화탄소 중독 가능성을 놓아두자. 의심할 수 있으면 진단은 어렵지 않다.

치료가 되어도 진단에 유용한 COHb치와 중증도 사이에 상관성이 없다. 일단 COHb치가 개선되더라도 2~40일 정도가 지나 정신 신경 증상을 나타내는 지연형 일산화탄소 중독이라는 병태도 있다(→p 84). COHb치와 임상 소견을 종합하여 고압 산소요법(HBOT, hyperbaric oxygen therapy)을 포함한 입원 치료나 장기적 경과 관찰을 고려한다.

진 단

집단 일산화탄소 중독

TIPS

★ 외상을 보면 왜 다치게 되었는지, 그 배경에 내과 질환은 없는지 생각!
★ 일산화탄소 중독은 의심이 열쇠!

문헌 》》》

1) Kao LW, Nanagas KA: Carbon monoxide poisoning. Emerg Med Clin N Am 22(4):98 5-1018, 2004. 〈일산화탄소 중독 전반에 대해 요약되어 있다. 어떤 상황과 증상에서 의심하면 좋은지, 그리고 치료 방침 결정의 어려움에 대해서도 알 수 있다.〉

2) WeaverL K, et al: Hyperbaric oxygen for acute carbon monoxide poisoning. N Eng J Med 347(14):1057-1067, 2002. 〈HBOT 유효성에 대한 자세한 기록이다.〉

3) Wolf SJ, et al: Clinical policy: critical issues in the management of adult patients p resenting to the emergency department with acute carbon monoxide poisoning. Ann Emerg Med 51(2):138-152, 2008. 〈HBOT에 어느 정도 근거가 있는지에 관한 간략한 요약. 아직 통일된 시행 기준은 없다.〉

Column 13

몸 상태 관리와 감

진단에 관한 근거가 축적되고. 진단 기기가 고도로 발달한 현대에도, 임상 진단에서 "왠지 모르게 이상하다"는 감에 따라야 하는 경우도 있다. 혈액 소견에 이상이 없고, 환자에게 자각 증상이 없을 때 그 '감'이 날마다 우리를 돕고 있다. 이런 감을 연마하기 위해 지도의의 교육을 받아 임상 경험을 반복해 갈 수 밖에 없다. 부지런히 노력하는 것이 중요하다. 그런데 감이 몸 상태에 따라 좌우되는 것도 사실이다. 따라서 임상에 열심인 동시에 건강한 몸의 유지가 매우 중요하다. 너무 바쁜 나날에서 적절한 몸 관리가 어렵다고 생각하지만, 우선 수면과 영양을 제대로 취하는 것이 기본이 된다. 매일의 긴장 속에서, 지쳤을 때 "피곤하다"라는 사인을 주위에게 제대로 알리는 것도 임상의에게 중요한 일이다!

증례 탐구 CASE **18**

70세 남성 빈맥

왜 두근거리지?

증 례

전 전공의, **지** 지도 전문의

정신분열증으로 인근 병원 정신과 병동에 입원 중인 70세 남성. 정신질환 이외에 특이 병력이나 수술력은 없다. 3일 전 흥분하여 넘어져 전신 타박상을 입었다. 그 후 빈맥이 지속되어 직원과 함께 응급 진료를 받게 되었다.

활력징후는 혈압 137/81 mmHg, 맥박 127회/분(규칙적), SpO2 92%(room air). 체온 37.1℃, 의식은 JCS-2, 눈을 뜨고 중얼거려 대화할 수 없으며 지시를 따르지 못했으나 통증 등의 자각 증상은 나타낼 수 있었다. 직원의 이야기에 의하면 이런 의식 상태가 평상시와 달리 변하지 않았다고 한다. 심전도는 동성빈맥이고 허혈을 의심하는 소견은 눈에 띄지 않았다. 초진을 담당한 전공의가 상의하였다.

전 선생님 이런 환자에서 왜 빈맥이 나타나는지 전혀 알 수 없습니다. 처음 본 느낌으로 중증감은 그다지 없으며, 허혈성 심질환이라면 흉통이 없는 것이 이상하고, 이제부터 심전도 변화가 나타날런지…. 앞으로 무엇을 생각하면 좋을까요?

지 우선 신체 소견은 어땠지?

전 예! 두경부에 명확한 림프절 종대나 갑상선의 종대는 없었고, 흉부에서 호흡음도 이상 없고 심잡음도 없습니다. 흉부 방사선에서는 왼쪽 제5~7 늑골이 부러져 있었습니다. 기타, 폐나 심장은 문제 없었습니다. 기흉도 없을 것 같습니다.

지 오! 제대로 보았군! 다른 소견은?

전 복부는 평탄·유연·압통 없는 상태입니다. 신경 소견은 원질환으로 평가가 어렵지만 명확한 이상은 없는 것 같습니다. 구강에서 탈수도 없습니다. 덧붙여 골절은 정형외과 선생님에게 의뢰했는데 흉곽 고정으로 충분하다 했습니다.

지 그런가, 걱정이 되는군. 탈수와 갑상선을 본 것도 좋았어! 자네도 이제 잘하고 있군.

전 아, 아직 아닙니다―(기분 좋은 표정).

지 자, 어째서 환자는 두근거린다고 할까. 그 밖에 두근거리는 원인으로 무엇을 짐작할 수 있을까?

전 음, 상심실성 빈맥이나 심방세동 같은 부정맥은 아닙니다. 다음에… 채혈하여 전해질 이상이나 심근 효소를 검사하고 싶습니다.

지 오! 좋아! 좋은 방향으로 가고 있어! 확인해 보지.

전 이제 나옵니다.

············

전 선생님, 채혈 결과가 나왔습니다. 탈수도 빈혈도 전해질 이상도 심근 효소 상승도 없네요. 역시 골절이 아파서 빈맥이 된 것이 아닐까요? 어떻게 하지요? 특별한 이상이 없으면 돌아가도 좋을까요?

지 음─. 그렇지만 폐렴이나 심부전도 없는데 산소가 낮아 신경이 쓰이는데. 환자의 평상시 ADL은 어땠지?

전 (이건 또 뭘까?) 예─. 평소 병상에만 누워있으며, 식사 시 외 거의 침대에 누워있는 것 같습니다.

지 그렇다고 하면 매우 신경이 쓰이는군. 발이 붓지는 않았는가?

전 (그러면 이건 어떤거지!?) 아니요, 특별한 소견은 없었습니다.

지 아무래도 신경이 쓰이는데. 채혈 검사를 추가할까.

전 선생님, 무슨 검사입니까?

지 아니, 그거다 그거.

전 그러니까, 그게 뭡니까?

해 설

폐 색전증 유무를 판단하는 지표로서 신체 소견과 병력으로 위험을 평가하는 Wells score가 있다 (표 1).

표 1의 스코어로 평가하고 이어서 다음과 같이 진행한다.

- 확률이 낮고 D-다이머 정상: 더 이상의 평가나 정밀 검사 불요
- 확률이 낮고 D-다이머 이상이 중등도: CT나 초음파로 정밀 검사
- 중등도 이상이고 CT나 초음파 이상: D-다이머 수치와 관계없이 치료
- D-다이머 이상이며 CT나 초음파에 이상 없음: 고확률이면 혈관조영

표 1 Wells score

증후	점수
심부 정맥혈전증 증상 있음	3.0
다른 질환보다 폐 전색증이 의심	3.0
심박수 100회/분 이상	1.5
4주 이내의 수술이나 안정(3일 이상)	1.5
폐전색증이나 심부 정맥혈전증 병력	1.5
혈담	1.0
암(6개월 이내 치료나 종말기)	1.0

총점수 〈 2.0 → 저확률, 2.0~6.0 → 중등도, 〉6.0 → 고확률
(문헌 1)

표 2 안정 시 2차성 동성빈맥의 원인

- 갑상선 기능 항진증
- 발열
- 패혈증
- 불안
- 갈색세포종
- 빈혈
- 혈압 저하나 쇼크
- 폐경색
- 급성 관상동맥후군
- 심부전
- 만성 폐질환
- 저체온
- 약제 자극
- 악성 종양
- 임신

　상기 병력으로 Wells score를 계산하여 심박수, 운동 제한(3일 이상의 침상 안정)의 2항목에 의해 중등도 폐색전증 위험이 있다고 생각되었다. D-다이머 검사에서 12 μg/mL로 증가되어 흉부 조영 CT를 시행한 결과 폐동맥 분지에 저흡수 영역이 있어 폐색전증으로 진단되었다. 즉시 순환기내과 당직에게 의뢰하여 헤파린 주사를 시작하였다. 10일 후에 와파린 내복으로 변경하여 3개월간 치료했다. 빈맥은 β저해제로 조절을 시도하였고 점차 감량, 중지했다.

　이 증례에서는 동성빈맥의 감별에서 폐경색을 의심할 수 있었다. 동성빈맥의 감별은 표 2와 같다.

이 중에서 급성 관상동맥 증후군, 폐경색은 진단이 늦어지면 예후가 나쁘므로 병력이나 신체 소견에서 의심되면 적극적으로 신속한 정밀 검사가 필요하다.

진 단

폐색전증

(장기 침상 안정에 의한 하지 정맥혈전이 원인인지 아니면 골절에 의한 지방색전인지는 불명)

TIPS

★ 동성빈맥을 일으키는 원인이 있는가? 치명적 결과를 가져오는 원인은 아닌지 판단한다!

문헌 》》》

1) Cayley WE Jr: Diagnosing the cause of chest pain. Am Fam Physician 72(10):2012~2021. 2005

2) De Voe JE, et al: Clinical inquiries. What is the best approach to the evaluation of resting tachycardia in an adult? J Fam Pract 56(1):59-61, 2007.

Column 14

바쁠 때도 신중하게

의사의 일이 시간과의 싸움이 되는 경우가 자주 있다. 외래 시간에 많은 환자를 진찰하는 중에 여기저기서 걸려오는 전화에 대응해야 하고, 각종 검사를 동시에 수행하며… 눈이 돌아가게 바쁜 외래에서, 특히 젊은 의사는 평상시대로 하고 있어도 역시 진료의 질이 떨어지는 면이 있다고 생각한다. '바빠서' 진료의 질이 떨어진다면 전문가로서 실격이다.

따라서 필자는 "바쁠수록 신중하게" 하고 싶다고 생각한다. 바쁘다고 평상시의 순서를 무심히 생략하는 수도 있다. 병력 청취를 생략하거나 신체 진찰을 생략하고 싶어진다. 그렇지만 그럴 때 일수록 반대로 신중하게 평상시에 시행하는 대로 해야 한다. 결과적으로 시간 절약으로 연결된다. 그러나 그런 바쁜 상태가 계속되면 체제를 재검토할 필요가 있을 수 있다.

단순한 변비도 가볍게 볼 수 없다

증 례

전 전공의, **지** 지도 전문의

　이전부터 변비 병력이 있는 74세 남성. 복부 수술력 없음. 다른 병원에서 설사약을 처방받아 보통 3~4일마다 대변을 보고 있었으나, 때로 1주 이상 대변을 보지 못하는 경우도 있었다. 오늘은 1주 전부터 변비가 계속 되어, 배가 불러 괴로워서 진료받게 되었다.

전 활력징후에는 문제 없습니다. 진찰에서 복부 팽만은 있었으나 압통은 없었습니다. 1개월 전 대변을 볼 때 피가 묻어서 인근 병원에서 "치질이 아닌가" 라는 말을 들었다고 합니다만, 특별히 검사는 받지 않았습니다. 최근의 대변은 보통색이라고 합니다. 주치의가 처방한 설사제를 먹어도, 시판하는 관장약을 사용해도 대변이 나오지 않아 배가 불러 괴롭기 때문에, 어떻게 해서든지 대변을 보게 해주기를 바라고 있습니다. 외래에서 관장하고 경과를 보려고 합니다.

지 직장 진찰은?

전 대변이 전혀 만져지지 않았습니다. 이런 상태에서 제대로 변을 보기는 무리겠지요. 그리고 분명한 종양도 만져지지 않았습니다.

지 관장전 복부 방사선으로 장폐색이 있는지 확인했어?

전 예. 복부 방사선에서 변괴가 다량으로 있고 위장관 가스는 전체적으로 없는 인상이며, 명확한 step ladder 영상은 없었습니다.
　(관장을 시행하고 불과 몇 분 후에 환자가 변의를 호소하여 화장실로 뛰어 들어갔다)

전 관장은 실패했습니다. 변의를 참을 수 없어 곧바로 화장실에 가서 거의 물만 나왔다고 합니다. 그래도 가스가 조금 나와 배가 편해진 것 같다고 합니다. "내일 주치의에게 진료 예약이 있어 오늘은 이제 돌아가고 싶다" 라고 하는데 돌아가도 좋을까요?

지 돌려보내지 않는 편이 좋아, 어떻게든 설득해야.

....

다음날 복부 방사선을 다시 촬영하여 이번에는 장폐색 소견이 있어 대장의 장폐색증이 의심되었다. 게다가 같은 날 저녁에 복통이 악화되어 응급 수술을 시행한 결과 대장암 천공에 의한 복막염으로 판명되었다.

해 설

변비를 주소로 내원하는 환자는 적지 않다. 대증요법 전에 원인을 검색하기 위한 병력 청취나 검사가 중요하다는 것은 말할 필요도 없다. 이 환자는 "대변을 보게 해주기 바란다"는 환자의 희망에 이끌려 명확한 문진이 불충분했다고 말할 수 있다. 그러나 1개월 전 혈변의 에피소드, 지금까지 주치의가 변비의 원인을 충분히 검사하지 않았으며, 관장으로 충분한 효과를 얻을 수 없었던 점 등에서 대장암을 감별할 필요가 있었다고 생각한다. 또 직장 진찰에서 직장 내 굳어져 있는 변괴의 확인 이외에 치질 유무, 직장암 유무, 장갑에 부착된 대변에서 잠혈 유무의 확인으로 유용한 정보를 얻을 수 있었다고 생각한다.

이 환자는 초진 시 복부 방사선에서 명확한 장폐색 소견이 없었으나, 관장 시행 다음날 장 폐색증 발생 진행을 예상하지 못하고, 응급 수술을 시행하는 급격한 경과가 되었다. 초기 장폐색은 단순 방사선 사진에서 이상이 확실하지 않은 경우도 있어, 장폐색증을 배제할 수 없으면 수시간 후 다시 방사선을 확인하거나, 경과나 진찰 소견에서 장폐색증이 강하게 의심되면 단순 방사선 이외에 복부 조영CT나 복부 초음파를 추가할 필요가 있다. 특히 대장 장폐색증은 장관 천공에 의한 복막염으로 상태가 나빠질 가능성이 있다는 것을 알아 두어야 한다. 변비나 복통 호소로 장폐색증을 고려하여, 단순 방사선사진에 대장 장폐색증 소견이 있으면 소장 장폐색증 보다 더 신속한 대응이 필요하며, 복부 조영 CT에 의한 폐색 원인의 확인이나 혈류 장애 유무 확인 후 외과에 의뢰하는 것이 처음 진료한 의사의 중요한 역할이라고 생각한다.

진 단

대장암

T I P S

★ 단순한 변비라고 가볍게 보면 안 된다!

★ 변비에서 대증요법 전에 원인 검색을 염두에!

★ 대장 장폐색증은 중증화되기 쉽다!

★ 대장 장폐색증을 의심하면 신속히 외과에 의뢰한다!

문헌 》》》

1) 스즈키 토미오[제17조]변비, 설사. 후쿠이차시 역. 종합 외래 초진의 마음 가짐 21조. 제 3판. pp 202-211, 의학서원, 2006. 〈전공의의 초진 외래 데뷰시 반드시 추천하는 책. 문진의 요점과 감별 진단을 알기 쉽게 설명〉

Column 15

의사의 복장은 어때야 하는가?

많은 의사가 흰 가운을 입고 있다. 지금 병원에서 그것이 당연한 일 같지만, 흰 가운 고혈압이라는 개념도 있으며, "하얀 거탑" 같은 메디칼 드라마에서 흰 가운이 위압적 인상을 주고 있다는 것도 생각해야 한다. 필자가 알고 있는 일부 의사는 흰 가운을 입지 않고 진료를 하고 있다.

의사의 복장이 환자에게 주는 영향을 조사한 연구가 있다. 흰가운 착용과 사복 착용(넥타이+셔츠 같은 준정장)에서 환자가 받는 인상은 어느 쪽이나 모두 좋은 인상이라는 결과였다. 그러나 고령자는 흰 가운을 좋아하는 경향이 있었다. 한편 청바지에는 불쾌감을 가진 환자도 있었다.

복장으로 흰 가운이나 사복 모두 좋은듯 하지만, 사복일 경우 최저 수준의 정장차림은 필요할 것이다. 그러나 이 연구에서 환자의 인상에 가장 영향을 준 인자는 "웃는 얼굴"이었다. 옷차림보다 먼저 웃는 얼굴이다.

증례 탐구 CASE 20

75세 남성 발열+요통

급성 요통

증 례

전 전공의, 지 지도 전문의

당뇨병과 고혈압으로 치료 중인 75세 남성이 내원 전날 오른쪽 요통, 발열을 주소로 외래에서 진료했다. 내원 시에 39℃의 발열과 오른쪽 요통을 호소해 침대에 바로 눕혔으며, 진찰을 위해 몸을 조금만 움직여도 통증을 호소하였다.

-외래 종료 후-

전 통증이 심해 충분히 진찰할 수 없었습니다만, 적어도 척추를 두드려 통증은 없고, 통증도 오른쪽 허리에만 심하다 합니다. 손자가 지난 주에 인플루엔자에 걸렸다고 해서 전염되었는지도 모르겠고…. 일단 인플루엔자 신속 검사를 하려고 합니다만, 민감도가 높다고 하니 진통제를 처방하고 귀가시킬까요?

지 신속 검사의 민감도를 생각한 것은 좋지만…. 그런데 요통의 원인은 어떻게 생각하지?

전 석공 일을 하고 있으니까 급성 요통이 되지 않았을까요? 가만히 있으면 통증은 그렇게 심하지 않은데 조금만 움직여도 그렇게 끙끙거립니다.

지 급성 요통을 일으킬 계기가 있었어?

전 "그런 건 없다"고 말합니다. 연세가 많아 잊었겠지요.

지 발열+요통으로 생각해 보면 어떨까?

전 음, 신우신염일까요? 확실히 오른쪽이 아프다고 말하지만 CVA를 두드려 통증은 확실치 않고 방광 자극 증상도 없습니다. 소변 검사에서도 이상이 없습니다.

지 그 밖에 다른 것은?

전 척추 감염이지만 두드릴 때 통증이 없기 때문에 배제할 수 있지 않을까요? 더욱이 신경장애도 없습니다.

지 제대로 보았군. 그렇지만 척추 감염에서 두드려서 나타나는 통증의 민감도는 86%에 불과하여 부정할 수 없지. 통증이 심해 움직일 수 없는 것 같으므로 혈액 배양 검사를 시행하고 입원하는 것이 좋을 것 같군.

입원 시 감염원 검색으로 시행한 조영 CT에서 신우신염이나 장요근 농양, 척추 주위 농양 형성은 볼 수 없었다. 혈액 배양 검사 시행후 경과 관찰 목적으로 입원하였다. 며칠 후 혈액 배양에서 메치실린 감수성 황색 포도상구균(MSSA)이 검출되었고, 입원 1주 후에 재차 시행한 조영 CT, MRI에서 변화가 나타나 화농성 척추염으로 진단했다.

해 설

미국 데이터에 의하면 1차 진료 외래에서 허리 통증을 호소하여 진료받는 환자는 상기도 증상에 이어 2번째로 많다고 한다. 일본의 한 병원에서 종합 진료과의 초진 환자 중 2.6%가 허리 통증이 주소였다. 한편 급성 요통의 대부분(약 90%)은 6주 이내 자연 치유되며, 1차 진료 외래를 방문하는 허리 통증 중 97%는 기계적 요통, 하지통(요부 좌상 70%. 압박 골절 약 4%. 척추 미끄럼증 약 3%)이며, 척추의 악성 종양(원발성 또는 전이성)은 0.7%. 화농성 척수염은 0.01%라고 보고되어 있다. 또 요통을 호소하는 내장 질환도 2%이며, 신장 경색이나 대동맥 박리, 대동맥류, 췌장염 등도 고려가 필요하다(표 1)[1].

허리 통증에서도 병력과 신체 소견이 중요하다. 예를 들어, 대동맥 박리는 갑자기 발생하고 체위에 따른 변화가 없고, 신장 경색에서는 심방세동이 있는 경우에 많다.

표1 외래에서 놓치면 안 되는 요통의 원인 질환

- 복부 대동맥류
- 신장 경색
- 급성 췌장염
- 담낭염, 담석증
- 화농성 척추염
- 장요근 농양
- 강직성 척추염
- 악성 종양
- 대동맥 박리

표 2 요통의 red flag sign과 그 민감도 · 특이도

	증상 · 병력	민감도(%)	특이도(%)
악성 종양	연령 > 50세	77	71
	악성 종양의 병력	31	98
	설명되지 않는 체중 감소	15	94
	1개월 치료에 개선 안됨	31	90
	안정으로 개선 안됨	> 90	46
	통증 지속 기간 > 1개월	50	81
	ESR > 20 mm	78	67
척추감염증	정맥주사약 상용, 요로 감염 피부 감염	40	-
	발열	27-83	98
	척추압통	높다	낮다
압박 골절	연령 > 50세	84	61
	연령 > 70세	22	96
	스테로이드 사용	06	99
	외상력	30	85

(문헌 1, 2)

일반적 요통에는 표 2와 같은 red flag sign이 유용하다. 이 표의 증상은 매우 중요하며, 이런 경우에는 검사나 추적이 필요하므로 기억해 둘 필요가 있다. 이 환자에서는 발열을 동반한 요통이 red flag sign였다.

신체 소견에서 마미증후군[직장 · 방광장애, 회음 · 대퇴 안쪽의 저림(saddle anesthesia) 등]이나 중증 신경학적 이상 소견이 있으면 종양이나 추간판 탈출증에 의한 신경 압박이며, 외과적 처치가 필요한 경우도 있어 red flag sign으로 기억하면 좋다[3].

이 환자처럼 화농성 척추염 같은 감염증에서 척추를 두드려 통증이 없고 입원 시 CT에 명확한 변화가 없어도 시간이 경과하여 변화가 명확해지기도 하므로 혈액 배양이나 영상 검사 추적이 중요하다.

진 단

화농성 척추염 + MSSA 균혈증

T I P S

★ 요통에서 red flag sign 체크!

문헌 》》》

1) Deyo RA: What can the history and physical examination tell us about low back pain? JAMA 268(6):760-765, 1992. 〈JAMA의 The Rational Clinical Examination 시리즈, 신체 소견이나 병력으로 어떻게 진단을 진행시켜 나갈지 알기 쉽게 설명되어 있다.〉

2) 의료 정보 서비스 Minds: 요통. 후생과학 연구반(편)/의료 · GL(01년)/ 지침. 〈http:/minds.jcqhc.or.jp/stc/0021/1/0021_G0000052_GL.html 후생노동성 위탁사업: EBM(근거 기반 의료) 보급 추진사업으로 일반 공개되는 의료 정보 서비스. 근거 수준을 보여주고 다양한 질환 지침도 공개하고 있으며, update도 하고 있다.〉

3) 한신타로우(역): Primary care collection: from The New England Journal of Medicine. pp 39-50, 난코우당, 2002. 〈일상 진료에서 자주 만나는 12개 주제에 곧바로 도움이 되는 정보를 수록하고 있다.〉

Column 16

전부 봐 주고 있으니 괜찮다?

"언제나 근처의 선생님에게 혈압약을 처방 받고 있습니다" 라고 말하는 환자를 '고혈압(이외에 병이 없는) 환자' 로 인식하고 있는 것은 아닐까? '주치의에게 통원 치료 중이므로 모든 병을 전부 봐주고 있다' 고 환자가(자칫하면 의사도) 생각하는 일이 있다. '전부 봐 주고 있기 때문에 건강 진단도 필요 없다' 고 생각하여 건진도 받지 않는 환자도 많다.

그렇지만 눈 앞의 환자에게 정말로 대장암은 없을까? 고혈압만 보고 있으며 폐암을 놓치는 일은 없을까?

다른 병원에 다니거나 자신에게 통원 중이라 해서 전부를 보고 있는 것은 아니다. 건강 진단 유무와 그 내용 및 결과를 반드시 확인하자(건강 진단이라고 한마디로 말해도 그 항목은 매우 다양하다). 그리고 건강 진단을 받지 않은 사람에게 "통원하고 있기 때문에 전부 괜찮다는 것은 아니다" 라는 생각을 갖도록 건강 진단을 권한다.

증례 탐구   CASE **21**

76세 남성   실신

정말로 보통의 변일까?

증 례

전 전공의, **지** 지도 전문의

2년전 뇌경색 병력이 있지만 후유증은 거의 없고, 옷 입기, 목욕, 화장실 등의 문제를 혼자 해결하여 부인과 함께 살고 있는 건강한 고령 남성이 갑자기 배가 아프고 대변이 마려워 자택의 양식 화장실에 갔다. 최근 변비가 있어 꽤 힘들어 했다.

화장실에서 오랫 동안 나오지 않는 것을 부인이 깨달아 보러 갔더니, 변기에 등을 기대고 의식이 없는 상태였다. 불러도 대답이 없어 같은 단지 내에 살고 있는 아들을 부르고, 구급차를 요청했다. 그러나 구급대가 도착했을 무렵에는 의식이 자연히 회복되어 평상시 그대로였다.

병원 도착시에도 의식은 명료하고, 평상시와 다르지 않다고 하였다. 혈압 123/78 mmHg, 맥박 80회/분(규칙적), 호흡수 16회/분, SpO2 99%(room air), 체온 35.8℃ 로 활력징후에도 이상이 없었다.

신체 소견에서, 눈꺼풀 결막 빈혈은 없고, 심잡음 청취되지 않고, 폐음도 정상이며, 신경학적으로 명확한 이상 소견이 없었다.

전 76세 남성의 의식 소실 발작입니다. 자택 화장실에서 대변을 보다가 의식이 소실된 듯하지만, 의식 소실의 구체적 시간은 불명하고, 지금은 자연히 호전되어 특별한 증상은 없습니다. 병력으로 당뇨병, 뇌경색, 전립선 암 수술 후이고, 현재 나테글리니드, 보글리보스, 클로피도그렐 복용 중입니다.

지 의식 소실 원인은 무엇이라고 생각해?

전 대변을 보는 중이었으므로, 아마 미주 신경 반사라고 생각합니다. 전형적인 경과입니다.

지 음, 다른 질환 감별은?

전 감별입니까? 에, 경련을 했는지는 불명하지만, 입술이나 혀에 상처는 없었으며, 특별한 신경 증상도 없고, 머리 CT도 이상 없어 간질의 가능성은 높지 않습니다. 그리고 심전도나 혈액 검사도 정상이었습니다.

지 복부 진찰은 했어?

전 예? 아니오, 배는 특별히 주의하지 않아 진찰하지 않습니다….

(왜 배를 보라고 하지?)

지 직장 진찰은?

전 예? 아니오, 직장 진찰도 하지 않았습니다…(도대체 뭐지?)

지 이 환자는 고령이고 혈관 질환 위험이 높지?

전 예, 저, 심전도에 특별한 이상은 없었습니다. 심근 효소 상승도 없었는데…(심근경색인가?)

지 환자에게 같이 가볼까?.

·············

복부 진찰에서, 평탄·유연하고 장 연동음은 정상이었으나 좌측 하복부에 경도의 압통이 있었다. 직장 진찰에서 치질은 없었고, 혈변, 흑색변도 없었으나 직장 진찰 후 환자는 변의가 있어 급히 대변을 보러 갔다. 거기에 선혈이 섞인 적갈색 변이 다량 있었다. 그 후, 복부 조영 CT를 시행하여 비장 만곡부에서 S자상 결장까지 벽비후, 내강 가스 소실이 있고 동맥경화성 변화도 있어 허혈성 장염을 생각할 수 있었다. 허혈성 장염에 의한 하혈을 동반한 의식소실 발작으로 판명되어 금식과 수액 요법을 위해 긴급 입원시켰다. 입원 전에 의식 소실 전의 증상 유무를 물었으나 잘 기억하지 못하였다.

해 설

이 환자는, 대변 시에 발생한 의식 소실 발작이므로 상황 실신(situational syncope)이라고 생각할 수 있다. 그러나 그 후, 혈변이 나타나 조영 CT로 정밀 검사를 시행해, 허혈성 장염에 동반한 하혈 및 배변에 관련된 의식 소실 발작으로 판명된 증례이다.

실신은, '양쪽 대뇌 반구 또는 뇌간 망상체 부활계의 가역성 전뇌 허혈에 의해 일과성으로 발생하고 의식과 근긴장의 소실이며, 일과성 의식 소실 발작 결과, 자세를 유지할 수 없고, 한편 자연히 또 완전히 의식이 회복되는 것'으로 정의된다. 발생이 비교적 신속하고, 의식은 대부분 신속히 회복된다. 의식소실 중에서 특이한 임상상을 가진 증후군의 하나이며, 기본적 병태 생리는 뇌전체의 일과성 저관류이다. 뇌순환이 6~8초간 중단되면 완전히 의식 소실되며, 수축기 혈압이 60 mmHg까지 저하되면 실신에 이른다. 또 뇌의 산소 공급이 20% 감소되어도 의식 소실을 일으킨다.

실신은 원인에 따라 심장성, 위장관 출혈, 미주 신경 반사로 나눈다. 이 중, 생명에 직결되는 것은 앞의 2가지 원인이며, 실신이 의심되면 흉복부 진찰 및 직장 진찰, 심전도 검사를 빠뜨리지 않고 시행한다. 또 그 후 필요에 따라 심장과 위장관의 정밀 검사를 시행할 필요가 있다.

일반적으로 졸도라고 부르는 혈관 미주 신경 반사(VVR, vasovagal reflex)는 정확히 신경 조절성 실신 증후군(neutrally mediated syncopal syndrome)이라 하며, 혈관 미주 신경성 실신, 경동맥동성 실신, 상황 실신 등 3가지로 구별된다. 환자의 대부분은 성도 차이가 있지만, 발작 직전 전구 증상으로 머리가 무겁다거나 두통, 복시, 어지럼, 구역·구토, 복통, 발한, 시력 장애, 눈앞이 깜깜함 등 전조를 자각하며, 실신에서 회복 후에는 역행성 건망증을 나타낸다. 그 기전으로는 급격한 미주 신경 활동 항진 및 교감신경 활동 저하가 관여하고 있다. 이 중에서 상황 실신은 어떤 특정 상황(또는 일상 동작)에서 유발되는 실신으로 정의되어 배변 실신(defecation syncope)도 여기에 포함된다[2].

배변 실신은 비교적 고령(50~70 대) 여성에서 많으며, 급박한 배변이나 복통 등 위장 증상을 동반하는 경우가 많다. 배변 시 정맥 환류 감소, 장관의 기계 수용기를 통한 미주 신경 반사에 의해 혈압 저하나 서맥, 심정지를 일으킬 수 있다[1].

허혈성 장염에서 의식 소실을 일으키는 기전을 명확히 설명한 문헌은 필자의 검색에서는 발견되지 않았다. 허혈성 장염 전체에서 실신을 일으키는 예는 그다지 많지 않다고 생각할 수 있으나, 하혈에 의한 순환 혈장량 감소나 배변 시 힘주기나 복통 등의 증상에 의한 상황 실신의 관여를 생각할 수 있다. 이 환자 이외에도 누웠다가 복통을 느꼈으나 체위를 바꾸지 않고 그대로 의식 소실되고 내원 후에 하혈을 나타내서 허혈성 장염으로 진단된 고령 여성 증례도 경험하였다.

허혈성 장염의 위험 인자로는, 60세 이상(오즈비 5.7), 투석 환자(오즈비 5.0), 고혈압(오즈비 4.9), 저알부민혈증(오즈비 3.5), 당뇨병(오즈비 3.4), 약제성 변비(오즈비 2.8)가 있다고 보고가 있다[3]. 다른 보고에서는 고령자의 허혈성 장염으로, 당뇨병(오즈비 1.76), 지질이상증(오즈비 2.12), 심부전(오즈비 3.17), 말초 동맥 질환(오즈비 4.1), 디곡신 복용(오즈비 0.27), 아스피린 복용(오즈비 1.97)로 되어 있다[4].

이 환자는 60세 이상의 당뇨병 환자이며, 또 α-글루코시다제 저해제를 복용하여 약제성 변비가 있었을 가능성도 있어, 위험이 높았던 환자다.

일반적으로 위험한 실신의 예측 인자로 사용되는 San Francisco syncope rule(→ p 107)나 OESIL risk score(→ p 108)에 의하면 이 환자는 고위험군에 해당되지 않지만, 이 환자처럼 복부 증상을 동반한 의식 소실 발작에서는 허혈성 장염 등의 위장관 출혈을 감별하지 않으면 안되며, 그 때문에 복부 진찰과 직장 진찰은 필수적이다.

이 환자에서는 직장 진찰에서 의심되는 소견이 없고, 채혈에서도 Hb 14.0 g/dL. Ht 41.2%로 빈혈이 없었으나, 출혈 급성기에는 있어 이런 검사로 유익한 정보를 얻을 수 없는 경우도 많아, 판단의 어려움을 자주 경험한다. 따라서 외래 경과 관찰 경우에는, "혈변이 있으면 바로 재진하도록" 이라고 설명해 두는 것이 중요하다.

진 단

허혈성 장염

T I P S

★ '복통(배변)+실신'에서 허혈성 장염을 포함한 위장관 출혈을 반드시 체크!

★ 실신에서 반드시 직장 진찰을!

문헌 》》》

1) 일본순환기학회: 실신의 진단·치료 지침. Circulation Journal 71(4):1049-1101. 2007.〈일본순환기학회를 중심으로 여러 학회가 모여 작성한 실신에 관한 지침이다.〉

2) 이마이즈미 츠토무: 실신의 진단과 치료. pp 77-87, 메디칼리뷰사, 2006.〈실신에 대해 개요에서부터 자세하게 기술되어 있으며, 이 환자의 경우 '상황 실신' 항목을 참조했다.〉

3) Park CJ, et al: Can we predict the development of ischemic colitis among patients with lower abdominal pain. Dis Colon Rectum 50(2):232-238, 2007.〈허혈성 장염의 위험 인자에 대해 보고한 논문이다.〉

4) Cubiella Fernandez J, et al: Risk lactors associated with the development of ischemic colitis. World J Gastroenterol 16(36):4564-4569, 2010.〈허혈성 장염의 위험 인자에 대해 보고한 논문이다.〉

증례 탐구 CASE 22

77세 남성 어깨 결림

처음 나타난 어깨 결림은?

증 례

전 전공의, 지 지도 전문의

고혈압 병력이 있는 77세 남성. 아침에 일어나서부터 양쪽 어깨 결림을 주소로 아침 8시 반에 외래 진료했다.

전 평상시처럼 5시가 지나 일어났는데, 무심코 양쪽 어깨가 찡하고 아프다는 생각이 들었다고 합니다. 심한 통증은 아니지만 안정 상태에서도 낫지 않기 때문에 내원했다 합니다. 활력징후는 체온 36.0℃, 혈압 170/100 mmHg, 맥박 78회/분으로, 병력에 고혈압이 있습니다. 통증은 이제 없는 것처럼 보이고, 혼자 걸어와 진료하였고, 양쪽 상지의 운동장애도 없어, 단순한 어깨 결림이나 잠을 잘못 자서 아픈 것 아닙니까―.

지 원래 어깨가 결리기 쉽다든가, 어제 갑자기 운동했다든가, 무엇인가 원인이 될 병력은 없었나?

전 아닙니다. 평상시 어깨 결림은 없었고, 이런 증상은 처음입니다. 그리고 어제 특별한 신체 활동 등 평상시와 다른 것은 하지 않았다고 합니다.

지 혈압이 매우 높은데 평상시 혈압은 어느 정도로 조절되고 있었지? 두통 호소는 없어? 수막 자극 증상은 확인했어?

전 평상시 수축기혈압은 130 mmHg 전후 같습니다. 그렇지만 오늘 아침에는 아직 혈압약을 복용하지 않아 높았습니다. 두통 호소는 없었으나, 목 쪽으로 뻗치는 느낌은 있었지만, 목의 경직이나 Kernig 증후는 없었습니다.

지 언제 병원에 도착했지? 혈압을 다시 한번 측정해 볼까?

전 그 환자는 30분 전부터 침대에서 누워 있었으니까 이제 다시 측정하겠습니다.
(혈압 재검 후)

전 혈압은 168/101 mmHg로 아직 높습니다.

지 증상에 변화가 있어?

전 아직 증상이 계속 되고 있습니다만, 진통제를 처방하고 귀가해도 좋을까요?

> 🔲 원인이 명확하지 않은 처음 나타난 어깨 결림이고 고혈압이 있는데 돌아가게 한다고? 그 전에 머리 CT
> 를 보고 생각할까.
>
> ....
>
> 그리고, 머리 단순 CT를 촬영했는데, 희미한 지주막하 출혈이 확인되어 신속히 혈압 강하 치료
> 를 시작하였으며, 지주막하 출혈 진단으로 신경외과에 긴급 입원하였다.

해 설

전형적인 지주막하 출혈은, 갑자기 뒤에서 방망이로 맞은 것 같은 두통, 수막 자극 증상 양성 등이 진단의 단서가 된다고 표현되는 경우가 많지만, 격렬한 두통 이외의 증상으로 시작하는 지주막하 출혈도 8% 정도 있다[1]. 이 환자처럼 비전형적 증상을 나타내는 환자의 존재[2]도 염두에 둘 필요가 있다. 특히, 이 환자는 두통은 아니라 어깨 결림을 주소로 내원하여 먼저 두개내 병변을 떠올릴 수 있는 병력이 아니라고 생각된다. 그러나 이 환자는 평상시에 조절되고 있던 혈압이 안정 후에도 계속 높고, 어깨 결림의 원인을 설명할 병력이 없으며, 지금까지 느낀 적이 없던 증상이 지주막하 출혈 진단으로 연결된 요점이라고 생각한다.

또한 발생 후 24시간 이내에 수막 자극 증상이 없는 사람도 많아[3] 목의 경직이나 Kernig 증후 음성 소견은 지주막하 출혈 감별의 근거가 되지 않는다.

진 단

지주막하 출혈

T I P S

★ 지주막하 출혈은 두통 이외의 주소로도 내원!
★ 수막 자극 증상 음성으로 지주막하 출혈은 배제할 수 없다!

★ 원인이 불명한 처음 발생한 머리 부분의 통증(어깨 결림)이나 고혈압에서 지주막하 출혈을 놓치지 않는다!

문헌 》》》

1) 후지오카 타다시도: 두통이 없는 지주막하 출혈. 뇌졸중 22:253. 2000

2) 하야시 히로유키: 스텝 비욘드 전공의 응급에서 반드시 만나는 질환편. pp 111- 112, 양토사, 2006. 〈비전형적 SAH나 편두통 환자에 대해 알기 쉽게 설명하고 있다.〉

3) 후쿠나이 세이단: 뇌혈관 장애의 임상. 일의잡지 126:1658-1665, 2001.

Column **17**

고령자의 "아, 그런가요"는 도움이 안 된다

"OO씨, 혈압이 높아서 약을 추가합니다"

"아, 그런가요"

"마른 기침이 나오는 일이 있으니까요"

"아, 그런가요"

"약 복용을 잊는 일이 있습니까"

"아, 그런가요"

"......"

고령자의 "아, 그런가요"는 도움이 되지 않는다. "허허허" 하며 웃는 경우도 마찬가지다. 나이가 들면 대화를 능숙하게 이끌어가기 위한 간주와 같은 것이며, 전혀 듣지 않거나(들리지 않거나), 흥미가 없어 흘려 듣는 경우도 많다. "아, 그런가요"라는 대답에 상대방이 이해했다고 생각하면 안된다. 그 증거로, 환자의 관심사로 이야기를 옮기면 "아, 그런가요"가 바로 얼굴을 찡그리는 것으로 나타난다. 상대방이 제대로 듣고 있는지, 이해하는지, 말에만 의존하지 않고 예민하게 관찰해야 한다.

증례 탐구 CASE 23

78세 남성 옆구리 통증

항상 보는 요로 결석?

증 례

전 전공의, 지 지도 전문의

승모판 치환 수술후, 심방세동에 대해 모 대학병원 심혈관 외과에 통원 중인 78세 남성. 갑자기 발생한 좌측 복통을 주소로 응급 진료했다.

전 왼쪽 등에서 옆구리에 걸친 통증이 있어, 손으로 등을 누르며 진료실에 들어 왔습니다. 혈압 94/42 mmHg, 맥박 45회/분, 체온 36.0℃입니다. 병력이 있는 요로 결석과 증상이 비슷하다고해서 소변을 받아 검사지로 확인한 결과 요잠혈 양성이었습니다. 통증이 같은 정도로 지속하여 NSAIDs 좌약을 처방하고 누워 있습니다. 통증이 가라 앉으면 돌아가도 괜찮습니까?

지 확실히 요로 결석 증상에 합당하군. 통증이 NSAIDs를 사용하여 편해졌는가?

전 아닙니다. 아직 꽤 아픈 것 같아서…. 오피오이드계 진통제를 고려해하는 편이 좋을까요?

지 비악성 종양에 의한 통증에 오피오이드계 진통제 사용은 확실히 생각할 여지가 있지. 그렇지만 어떨까, 조금 신경이 쓰이는데, 통증이 그렇게 심한 것에 비해 서맥인데. 승모판 치환 수술 후 심방세동의 병력이 있는데 맥박은 어때?

전 간호사가 측정했고 제가 잰 것이 아니라…, 다시 재보겠습니다.

············

전 다시 측정했습니다. 부정맥이었습니다! 심전도도 시행했으며 병력대로 심방세동이었습니다. 환자가 지금 말했는데 승모판 수술 후 심방세동에 대해 처방된 와파린을 최근에는 복용하지 않았다고 합니다.

지 그것은 좋은 정보겠다. 혈액응고계의 PT-INR과 LDH를 포함한 간담도계 효소 검사를 신속히 시행하도록.

전 예? 요로 결석 증상에서 그런 혈액검사가 필요합니까?

해 설

혈뇨를 동반한 한쪽 옆구리 통증이라 하면 요로 결석이라고 곧바로 생각할 수 있다. 요로 결석은 확실히 빈도가 높은 질환이지만, 이 환자는 갑자기 발생하여 그후에도 지속되는 혈관계 질환을 의심하는 병력을 가지고 있다[1]. 이런 경우, 출혈이나 경색의 어느 쪽을 생각할 수 있으나, 이 전공의는 훌륭하게 처방약 복용 상황을 확인하였다. 채혈에서 PT-INR 1.1으로 항응고 조절 상태가 불량했으며, LDH가 538 IU/L로 증가되어 있었다.

긴급 조영 CT를 시행하여, 우측 신장에 쐐기 모양의 저흡수 영역을 확인(그림 1), 신장 경색으로 진단되었다.

신장 경색의 주소는 갑자기 발생하는 옆구리 통증이며, 동반 증상으로 구역·구토, 발열이 있어 신결석이나 신우신염과 비슷한 증상으로 진료 받게 된다. 보고에 따라 차이가 있지만. 33~100%에서 혈뇨가 있어 더욱 오진하기 쉽다[2-4]. 심방세동 병력이나 판막 치환 수술 후 등 색전 형성 병력을 확인하여, 그런 경우 의심하는 것이 진단의 열쇠이다. 혈액 검사 소견에서 백혈구 수 증가와 LDH 상승(때로 정상의 4배 이상이 된다)이 있으며, ALP 등 다른 효소의 상승 없는 LDH 상승은 더 신장 경색을 의심하게 한다. 진단은 조영 CT에 의해 되지만, 결석 유무 확인을 위해서 단순 CT보다 조영 CT를 촬영한다. 옆구리 통증으로 내원한 환자의 경고 증상은 표 1과 같으며, 이러한 증상이 있으면 각각의 질환에 대한 적절한 접근이 필요하다.

결코 항상 보는 패턴이라 생각해 현병력이나 환자의 과거력을 엉성하게 물어 대처하면 안 된다는 이야기이다.

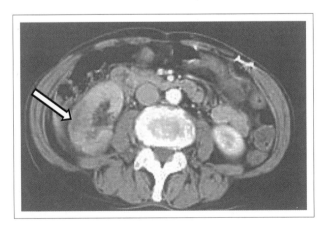

그림 1 복부 긴급 조영 CT

표1 옆구리 통증의 경고 증상

경고 증상	생각할 수 있는 질환
현기증, 착란	패혈증, 출혈에 의한 쇼크
출혈 경향	후복막 출혈
복부 대동맥류 병력	복부 대동맥류 파열
흉막성 흉통, 기침	폐렴, 농흉, 폐색전
심방세동	신장 경색

진 단

신장 경색

T I P S

★ 갑자기 발생한 증상에는 혈관계 질환도 생각!

★ 복용하고 있는 약은 처방력뿐 아니라 복용 상황도 확인!

문헌 〉〉〉

1) Tierney LM/야마우치 토요아케(역): 듣는 기술— 대답은 환자에게 있다. 일경BP사, 2006.

2) Hazanov N, et al: Acute renal embolism: forty-four cases of renal infarction in patients with atrial fibrillation. Medicine(Baltimore) 83(5): 292-299, 2004.

3) Korzets Z, et al: The clinical spectrum of acute renal infarction, Isr Med Assoc 14(10): 781-784, 2002.

4) Lessman RK, et al: Renal artery embolism: clinical features and long-term follow-up of 17 cases. Ann Intern Med 89(4):477-482, 1978.

증례 탐구 CASE 24

78세 남성 발열

제대로 보았는가?

증례

전 전공의, 지 지도 전문의

뇌경색 후유증으로 와병 생활하고 있는 78세 남성. 양쪽 발뒤꿈치에 욕창이 있어 인근 피부과에서 연고를 처방받아 치료하고 있었다. 37℃의 발열로 내과 외래에서 진료받았다.

전 원래 와병 생활하던 환자입니다. ADL (Activity of Daily Living)에서 거의 활동이 없고, 의사소통은 거의 없다고 합니다. 혈압은 127/60 mmHg, 맥박 99회/분, 체온 38.2℃, SpO2 95%(room air)입니다. 경구 섭취는 가족의 도움으로 어떻게든 먹고 있다 하나, 사래가 들린다고 합니다. 뇌경색 병력이 있고, 와병 생활하고 있어 폐 흡인이 있을 것 같습니다. 청진에서 폐잡음은 확실치 않아서…. 먼저 채혈과 흉부 방사선을 지시했습니다. 그렇게 중증인 상태는 아닌 것 같으며, 폐 흡인이나 바이러스 감염이라고 생각합니다. 검사치에 이상이 없으니 우선 항생제를 처방하고 귀가시켜 외래에서 추적 관찰해도 좋겠지요?

지 흡인에 의한 발열이라고 생각한다고? 그렇지만 병력과 신체 소견이 일치해야지. 병력에 다른 감염원을 의심할 경과는 없을까?

전 오늘부터 몸에 열이 있는 것을 가족이 알고 측정하니 열이 있어서…. 이런 정도의 이야기만 들을 수 있었습니다.

지 그런가. 의사소통을 할 수 없기 때문에 어렵겠지. 폐렴 같은 호흡기 감염에 의한 신체 소견이나 병력은 있었나? 예를 들어 가래가 많다든가, 호흡이 거칠다던가, 청진상의 잡음이라든지….

전 …아니요, 그런 느낌은 없습니다. 호흡은 안정되어 있습니다. 흉부 방사선은… 특별한 소견이 없네요.

지 그 밖에 다른 감염원이 없는지 조사해야지. 청진 이외에는 어떤 진찰을 했지?

전 (흠, 제대로 보았지) 눈꺼풀 결막 빈혈 없음, 안구 결막 황달 없음, 구강 내에 충치는 있으나 인두 발적은 없습니다. 경부 림프절 비대도 없으며, 목의 경직도 없다고 생각합니다. 배는 평탄·유연하고 장 잡음도 정상입니다. 압통이나 반발통도 없습니다. 특별히 이상이라고 할 수 있는 소견이 없습니다. 신체 보이는 부분에 피부 발진도 없습니다.

지 등은 보았는가? 선골부의 욕창은 간과하기 쉬우니까.

전 (그건 했지!) 제대로 보았어요. 괜찮습니다.

지 오! 잘 보았군! 대단해! 그렇다면 열이 나는 원인은 무엇일까? 혈액 검사에 이상이 없어도 요로 감염이나 담관계 감염을 배제할 수 없기 때문에 일단 복부 초음파도 의뢰하지.

전 (예—? 아직 다음 환자가 대기하고 있는데?) 알았습니다.

지 다음에… 부비강염이나 전립선염, 수막염 같은 특별한 호소가 없는 환자는 진단하기 어렵지. 직장 진찰도 해서 좋았어.

전 (그렇게 말하니 도움이 되는군!)

지 그런데 손발은 보았어? 관절의 붓기나 피부 발적은 없어? 봉와직염이나 관절염도 놓치면 정말 큰일이지. 무릎이 붓는 가성 통풍도 누락하는 경우가 많지.

전 (이제 마음을 놓고…) 일단 보았습니다만…. 특별히 그런 소견은 없었습니다….

지 발뒤꿈치의 욕창은 보았어?

전 그러고 보니 발에 거즈가 덮여 있었으나, 이미 바르는 약으로 욕창은 치료 중이라고 해서 무심코 잊어버렸습니다.

지 그런가. 욕창에 대해 가족은 뭐라고 말했어?

전 그러고 보니, 발에 물집이 있다고 했던 것 같은 생각이 듭니다. "어제는 없었는데, 오늘은 색깔이 붉게 되고 부어 올라 물집이…"라고 중얼거리고 있었습니다.

지 !! 서둘러 빨리 보러가자.

전 (어! 거기에 큰일이?)

············

환자를 보러 가자, 확실히 양쪽 발꿈치에 거즈가 덮여 붕대가 감겨져 있었다. 밖에서 보아도 오른쪽 발뒤꿈치가 적색~자색으로 변색되어, 만져보자 말랑말랑하게 부드러웠다.

직경 수 cm를 넘는 수포가 많이 있었으며 일부는 파열되어 있었다.

가족에게 들어보자, 발뒤꿈치 욕창은 치료하고 있었으나, 붓기나 변색, 수포 등의 소견은 반나절 전에는 전혀 없었다고 하였다.

하지 방사선사진에서 명확한 가스 형성은 없었고, 조영 CT에서 피하 조직에 염증 소견이 있었다. 긴급히 하지 MRI를 촬영한 결과, 족저근 주위, 족저 건막 내에 염증이 파급된 괴사성 근막염 소견이었다.

항생제 투여를 시작하고, 정형외과에서 긴급 데브리망(debridement)을 시행했으나, 며칠 후 하지 절단술을 시행하였다.

해 설

이 환자는 장기간 와병 상태에 있던 고령자로 발바닥의 욕창이 괴사성 근막염에 이른 환자다. 고령자는 의사소통이 어렵고, 자각 증상도 파악하기 어려우며, 신체 검사 결과도 불확실하여 감염원 확정에 고심하는 경우가 자주 있다.

고령자의 발열을 볼 때 요점을 정리한다.

고령자의 발열 ·

- 고령자는 폐렴에 걸려도 호흡기 증상이 나타나지 않는 경우가 있다. 특히 탈수가 있으면 가래가 없고, 가슴 청진 소견이나 방사선 영상도 이상 없는 경우가 있다. 탈수 교정 후에 소견이 나타나므로 주의한다.
- 요로 감염증은 폐렴 다음으로 빈도가 높지만, 고령자는 무증후성 세균뇨의 빈도도 높으므로 세균뇨=요로 감염증이라고 바로 판단하지 말고, 신체 구석구석까지 진찰하여 발열 원인을 찾는 일이 중요하다. 특히 남성의 요로 감염증에서 전립선염을 의심하여 직장 진찰도 시행한다.
- 담낭염이나 담관염 등 담관계 감염, 간 농양, 충수염, 자궁 부속기 농양 등 복강내 감염증은 증상이 없는 경우가 있으므로 복부 초음파를 이용하며 의심이 있으면 CT를 이용한 검색도 고려한다.
- 욕창 감염, 봉와직염 등 피부 감염, 관절염은 옷을 벗기고 관찰하지 않으면 놓치는 경우가 많기 때문에, 진찰을 소홀히 하지 않는 것이 중요하다.
- 심잡음이 있으면 감염성 심내막염을 항상 유념해 둔다.

괴사성 근막염에 대해 ·

괴사성 근막염은 생명에 위협이 되는 중증 질환으로, 병변의 깊이는 근막에서부터 근육까지의 전층이다. 병변이 깊기 때문에 외관상으로는 국한된 발적 소견밖에 없어도, 병변은 근막을 중심으로 놀라울 정도로 퍼져 있는 경우가 있어 주의를 요한다. 외견상으로 병변 범위를 규정하기는 불가능하고, 눈을 만지는 듯한 감촉 같은 촉진이 중요하다.

괴사성 근막염을 시사하는 소견은 표 1과 같다.

무엇보다 먼저 전신 관찰이 중요하며, 봉와직염에 해당되지 않는 활력징후 역전(수축기 혈압보다 심박수가 높은 상태로, 쇼크의 전 단계인 경우가 있다)이나 의식 장애를 보면 주의를 요한다. 또 격렬한 통증, 발적 부위를 넘는 비대나 통증 부위가 확대되는 등의 소견은, 겉보기 보다 광범위한 범위의 근막 염증과 괴사를 시사한다. 피부의 혈류 부전에 의한 피하출혈, 혈성 수포 등의 소견도 중요. 진행 속도도 중요하고, 증상이나 소견이 수 시간 단위로 급격히 병세가 악화되는 경우나 항생제 시작 후에도 전혀 개선이 보이지 않는 경우에도 의심한다.

이 환자에서는 광범위한 수포 형성, 급격한 시간 경과, 촉진상의 소견으로 괴사성 근막염을 의심해

표 1 괴사성 근막염을 시사하는 소견

- 심한 통증 지속
- 수포 출현
- 피부~근육이 한 덩어리가 된 것처럼 단단함
- 홍반 경계를 넘어 퍼지는 부종
- 피부 감각 저하
- 촉진이나 영상에 조직내 가스
- 전신 증상: 발열, 백혈구 증가, 섬망, 신부전
- 항생제를 사용해도 수 시간 내 급속 진행

(문헌 1)

적극적 영상 검색이 진행되어 진단할 수 있었다. 의심되는 경우 주저하지 말고 진단·치료를 시행해야 한다.

진 단

괴사성 근막염

T I P S

★ 고령자의 발열은 구석구석까지 신체 진찰을!
★ 치명적 경과를 취할 수 있는 피부 발진 소견을 기억해 두자!

문헌 》》》

1) Stevens DL, et al: Practice guidelines for the diagnosis and management of skin and soft-tissue infections. Clin Infect Dis 41:1373-1406, 2005.

위험한 어지럼

증 례

전 전공의, **지** 지도 전문의

복부 대동맥류 수술 후 신장 경화증에 의한 만성 신장병(CKD, chronic kidney disease)으로 진단되어 인근 병원에 통원 중인 남성. 전날 14시경부터 어지럼이 있었다. 현재 증상이 소실되었으나 불안하여 진료받았다.

전 어제 낮잠을 자고 일어나면서 어지럼이 있었던 것 같습니다. 어지럼 자체는 곧바로 안정되고, 불쾌한 기분이 조금 계속 된 정도여서 저녁에는 목욕도 할 수 있었다고 합니다. 와우 증상이나 두통은 없습니다. 신체 소견에서, 소뇌 실조를 포함해 신경학적 검사 결과 이상 없음 Frenzel 안경을 사용한 안진 검사도 정상이었습니다. 보행이나 Romberg 검사도 문제 없습니다. 고령이고 복부 대동맥류 수술 후이므로, 혈관 질환 위험이 높기 때문에 만약을 위해 머리 CT도 시행했으나 출혈도 없었습니다. 잠에서 일어날 때 발생했고, 이미 소실되었기 때문에 양성 발작성 두위어지럼(BPPV, benign paroxysmal positional vertigo)이 의심되어 귀가시키려고 합니다….

지 지난 번 당직 때 BPPV 환자를 보아서 진찰도 프레젠테이션도 잘 하는군. BPPV 이외의 감별은 어떨까?

전 감별 말씀이십니까?

지 우선 어지럼의 성상은?

전 아, 확인하는 것을 잊었습니다. 병력으로 보아 BPPV라고만 생각해서….

지 빈도가 높은 것부터 생각하는 것은 좋지. 그렇지만 일어났을 때의 어지럼은 머리 위치 변화에 의한 실신전 증상(presyncope)의 하나일 가능성도 있지. 만약 어지럼이 뒤척이다 나타났다면 회전성일 가능성이 높지만, 일어났을 때이므로 실신전 증상도 감별해야지. 활력징후나 다른 증상은 어때?

전 혈압은 집에서 측정하면 110/64 mmHg였다 합니다. Presyncope의 유발 요인 이 되는 탈수나 혈변의 병력은 없습니다.

지 제대로 물어 보았군. 만약 presyncope라고 하면 무엇을 봐야하지?

전 눈꺼풀 결막의 빈혈인가요…? 아, 만약을 위해 직장 진찰도 해야 합니다.

지 직장 진찰은 좋은데…. 눈꺼풀 결막 창백의 특이도는 99%이지만 민감도는 10% 정도야.

전 …그렇다면 배제할 수 없다는 것인가요?

지 그렇지. 다시 한번 더 볼까.

············

재차 문진하자, 14시경에 일어나자 어지럼이 나타나 무너지듯 이불 속으로 들어갔다고 했다. 눈을 뜨고 나서 30분 정도 이불 속에서 책을 읽었으나, 뒤척여도 어지럼은 없었다. 다시 활력징후를 재보니 맥박 30회/분으로 매우 심한 서맥이었다. 서둘러 시행한 심전도 검사에서 심박 28회/분, P파 소실, T파 증가가 있었고, 혈액검사에서 K 6.8 mEq/L로 높았다. 고칼륨혈증에 의한 서맥으로 presyncope가 되었다고 진단했다.

해 설

이 환자는 두위 변환에 의한 어지럼 환자로 흔한 BPPV라고 생각했으나, 부정맥에 의한 presyncope였다. 어지럼 진단은, 그 상태에 의해 3 종류(또는 4 종류)로 분류하나(→ p 50). 특히 고령자에서는 성상이 확실치 않은 경우나 기억하지 못하는 경우도 있어 감별에 고심하는 것도 많다. BPPV 같은 회전성 어지럼은 두위 변환에 의해 증상이 유발되므로 기상 시 발생이 많지만, 이 경우에도 두위 변환성 어지럼과 기립성 저혈압에 의한 어지럼의 구별이 필요하다. 구체적으로, 뒤척임으로 유발되었는지(→ 두위 변환성), 실제 혈압이 저하되는지(→ 기립성 저혈압) 보면 좋다.

신경학적 소견이나 머리 CT도 좋지만, 활력징후는 간편하고 비침습적이며 비용도 들지 않는다. 이렇게 중요한 일을 하지 않고 끝낸다면 정말 방법이 없다.

Newman-Toker 등에 의하면, 미국의 ER에서 진료한 어지럼 중 '위험한 어지럼'(표 1)은 약 15%라고 한다[1]. 어지럼 환자를 볼 때, 이런 질환을 염두에 두고 위험인자나 환자의 병력을 청취하여 진단을 진행할 필요가 있다. 이 위험한 어지럼은 50세 이상에서 20.9%로 50세 이하의 9.3%에 비해 유의하게 높아 고령자에서 주의가 필요하다.

또 잊으면 안되는 것은 약 복용력이다. 특히 고령자에서는 수면제나 혈압강하제 등의 복용율이 높아 이에 따른 어지럼도 흔히 볼 수 있다(표 2). 고령자의 어지럼은 넘어져 골절을 일으키면 ADL 저하를 일으킬 가능성이 있으므로 약제 투여나 변경 시 충분한 배려가 필요하다.

이 환자는 CKD, 복부 대동맥류, 고혈압이 기저에 있으며(→ 위험인자가 될 수 있는 기초 질환), 혈압

표 1 위험한 어지럼(%)

- 물·전해질 이상(5.6)
- 부정맥(3.2)
- 일과성 뇌허혈발작(1.7)
- 빈혈(1.6)
- 저혈당(1.4)
- 협심증(0.9)
- 심근경색(0.8)
- 뇌경색, 뇌출혈(0.5)
- 일반화탄소 중독(0.2)
- 지주막하 출혈, 뇌동맥류, 두경부 동맥 박리(0.1)
- 알코올 금단 증상(-)
- 대동맥 박리, 대동맥류 파열(-)

(문헌 1)

표 2 어지럼을 일으키기 쉬운 약제

심장 작용제	혈압강하제, 디피리다몰, 이뇨제, 히드라라진, 메틸도파, 아초산제, 리세르핀
중추신경 작용제	항정신병약, 마약, 파킨슨병 치료제(브로모크립틴, 레보도파, 카르피도파 등), 근이완제(바크로펜, 메토카르파몰), 3환계 항우울제(아미트리프틸린, 트라조돈)
비뇨기계 약	실데나필, 항콜린제(옥시부티린)

(문헌 2)

강하제 복용(→ 약제)이 있었고, 최근 안지오텐신 II 수용체 길항제(ARB)가 추가되어 고칼륨혈증을 유발했다고 생각할 수 있다. 이처럼 고령자에서 여러 인자가 어지럼을 유발할 수 있어 특히 주의가 필요하다.

진 단

고칼륨혈증에 의한 부정맥

T I P S

★ '일어났을 때' 에 사로잡히지 않는다!

★ 모든 환자에서 활력징후 체크!

★ '위험한 어지럼' 에 주의!

문헌 》》》

1) Newman-Toker DE, et al: Spectrum of dizziness visits to US emergency departments: cross-sectional analysis from a nationaly representative sample, Mayo Clin Proc 83 (7):765-775, 2008

2) Robert E, et al: Dizziness: a diagnostic approach, Am Fam Physician 82(4):361-368, 2010,〈어지럼의 체계적 접근이 정리되어 있다. Dix Hallpike 검사나 Epley법이 도표로 그려져 있어 알기 쉽다.〉

Column 18

"복용하고 있는 약은 희고 둥근 작은 알약입니다"

병원에서 약 처방을 주고 있으며, 약국에서도 약품 정보를 제공하나 아직 자신이 복용하는 약에 대해 무관심한 사람이 많다. "예, 약 이름요? 나는 모르지만, 이 정도의 희고, 둥근 작은 알 약인데, 모르세요?" 라고 말하면, "대부분의 약은 희고 둥글고 작은 알약이에요!" 라고 마음 속에서 외치고 싶어진다. 그래도 복용하고 있는 약에 대한 정보는 진단이나 치료에 매우 중요하다. 그렇게 되면 손쓸 수 있는 방법은 약의 모양이나 복용 방법이다. 하루에 몇 번 먹는 약인가, 캡슐인가, 색은, 사이즈는? '입에서 녹는 약' 인지 '작아서 굴러가는지' 가능하면 약은 실물을 보고, 제형에 대한 지식도 있어야 한다.

증례 탐구 CASE 26

80세 여성　전신 권태감

권태감만이 아니다

증 례

전 전공의,　지 지도 전문의

　10년 전 대퇴골 경부 골절 후 ADL (Activity of Daily Living)이 저하되어, 현재 집안에만 보행 가능한 80세 여성. 2일 전부터 전신 권태감을 주소로 가족과 함께 외래 진료를 받았다. 혈압 92/57 mmHg, 맥박 98회/분, SpO2 96 %(room air), 체온 37.2℃.

전 원래 벽을 잡고 걷는 수준으로 집안에서 보행하는 정도라고 합니다. 2일 전부터 몸이 무겁다고 호소하며 누워 있는 상태가 증가했습니다. 상기도 증상이나 위장 증상은 없고, 신체 검사상 명확한 이상 소견은 없습니다.

지 고령자에서 나타난 급성 전신 권태감이군. 그런데 동반 증상이 명확하지 않다는 것이지. 활력징후를 보고 어떻게 생각해?

전 SpO2가 낮게 생각되지만 호흡음에는 문제가 없었고, 체온도 미열 정도입니다. 감기 초기일지도 모르지만, 일단 귀가시켜 경과를 봐도 좋다고 생각합니다.

지 확실히 SpO2는 약간 저하되어 있군. 이 환자의 평상시 SpO2를 알 수 없을까? 그리고 호흡수를 측정해야지.

전 예.(음, 외견상으로는 좋다고 생각하는데…)

············

전 조사해 보았습니다. 얼마전 낮 병원에서 측정한 SpO2도 94~97%였습니다. 그리고 호흡수는 16회였습니다.

지 그렇다면 호흡 상태는 평상시와 비교해 크게 변화가 없군. 고령자 진료에서 특히 중요한 것은 체온 등 활력징후가 일반 성인에 비해 큰 변화가 없다는 것이지. 폐렴에 걸려도 열이 없다고 판단되는 고령자도 자주 경험해. 따라서 그 환자의 평소 활력징후와 비교하거나, 가족에게 물어 보는 것이 중요하지. 맥박이 빠른 것이 조금 신경이 쓰이는데.

전 조금 전에 다시 물어 알았습니다만, 집에서 혈압은 120/70 mmHg, 맥박은 70회/분 정도였다 합니다. 체온도 36℃대가 많았다고 합니다.

지 그것은 좋은 정보군. 그러면 이 환자는 분명히 평상시보다 저혈압이고 빈맥을 나타내고 있는 것이지. 체온도 약간 높은 것 같고, 감염증이 숨어 있는지 발열 원인을 재검색할 필요가 있군. 혈액검사와 소변 검사를 시행하지.

....

전 선생님! WBC 6,300/µL, CRP 2.1 mg/dL. 소변은 혼탁되어 있고, 소변 검사지로 백혈구가 3+ 였습니다. 복부 초음파를 시행하여, 오른쪽에 수신증이 있었습니다.

지 복잡성 요로 감염증이 의심스럽군. 혈액 배양과 소변 배양을 시행하고 입원시킬 것!

전 (고령자는 정말 무섭구나!)

해 설

전신 권태감의 원인은, 감염증, 혈액 질환, 순환기 질환, 대사성 질환, 정신 질환, 자가면역 질환, 호흡기 질환, 악성종양, 약제성 등으로 다양하다(→ p 32). 최근에 시작되어 1개월 이내에 서서히 심해지는 피로감은 신체 질환을 의심하게 한다. 6개월을 넘는 만성 권태감에서는 심인성이나 복합 요인을 고려한다. 따라서 돌아가면 안 되는 것은 급성 전신 권태감 환자이다. 급성 악화로 왔으면 시급한 원인 검색이 필요하다. 어떻게 접근하면 좋은지 헤맬 수 있으나, 대부분 동반 증상이 진단의 열쇠가 되며[1], 발열, 호흡곤란. 통증, 관절통 등이다. 빈혈이나 갑상선 질환은 임상 검사로 발견되는 경우가 많다. 이 환자는, 결과적으로 평상보다의 발열, 저혈압, 빈맥을 나타낸 요로 감염증이 원인이었다.

활력징후를 볼 때 중요한 것은 그 환자의 평상 값에서 얼마나 변화되었는지이다. 이 환자는 수축기 혈압이 92 mmHg로 평상시보다 30 mmHg 정도 저하되어 있었으며, 평상시보다 30 mmHg 이상 저하되면 쇼크라고 생각하여 시급히 대응할 필요가 있다.

고령자에서는 성인에 비해 기초 체온이 낮은 경우가 많으며 감염에 대한 반응이 없는 경우도 많다. 또 미열이 있을 때의 체온은 중증도 평가에 사용할 수 없으며, 그대신 심박수나 호흡수가 유용하다. 다음 계산식으로 체온 변화에 대한 심박수 변화가 20 이상이면 세균 감염증의 가능성이 높다[2].

$$\varDelta HR / \varDelta BT \rangle 20$$

이 환자를 계산식으로 생각해 보면, 28/1.2 = 23.3으로 20이므로 세균 감염증이 의심된다. 이 환자는 소변의 그램 염색에서 탐식 소견이 있는 Escherichia coli가 확인되었고, 혈액 배양에서도 2 세트 중 1 세트에서 E. coli가 검출되었다. 다음날에는 백혈구가 12,000/μL까지 상승되고, 호중구 band 15%로 좌방 이동도 확인되었다. 감염증 초기 WBC나 CRP에만 주의하면 안 된다는 교훈이기도 하다.

고령자는 일반적으로 활력징후가 성인에 비해 개인차가 크다. 체온이 젊었을 때부터 낮아 35℃대에 있는 사람도 많다. 또 탈수가 있어도 갈증을 호소하는 경우는 적으며, 피부 탈력 소견으로도 어려운 경우가 많다. 구강 건조나 겨드랑이의 습기, 가능하면 채혈 소견이나 복부 초음파에서 하대정맥(IVC) 측정 등 다양한 평가가 필요하다. 환자가 호소하지 않아도 무엇인가 있는 것이 아닐까 의심하여 진료를 진행시키는 태도가 중요하다.

진 단

요로 감염증

TIPS

★ 급성으로 상태가 악화되는 전신 권태감은 신체 질환을 생각!

★ 동반증상을 올바르게 판단하여 감별을 좁힌다!

★ 활력징후는 평상시와 비교하여 평가!

★ 고령자는 호소가 없으니, 감염증을 포함해 폭넓게 감별 시행!

문헌 》》》

1) Tierney LM/야마우치 토요아케(역): 듣는 기술 대답은 환자에게 있다. pp 45-51, 일경 BP사, 2006.

2) 토쿠다 야스하라: 활력징후로 여기까지 안다! OK와 NG. 가이서점, 2010.

증례 탐구 CASE 27

82세 여성 구토

머리 타박에 의한 구토?

증 례

전 전공의, **지** 지도 전문의

요양 병원에 입원 중인 82세 여성으로, 진료일 새벽 후두부에 타박상을 입고 구토가 시작되었고, 현재도 계속 되어 담당의사에게 의뢰되어 내원했다.

전 머리 타박과 구토로 진료한 82세 여성입니다. 원래 상당한 치매가 있는 환자로 넘어진 이유를 기억하지 못하고 있습니다. 후두부에 혈종이 있고 지금도 구토가 계속되어 병원 담당의가 의뢰하였습니다. 현재 의식 수준은 GCS E4 V1 M6, 후두부에 5 cm 크기 혈종이 있습니다. 머리 CT를 시행했으나 명확한 출혈이나 골절은 없습니다. 그러나 아직 구역이 지속되어 지금 제토제를 주사했습니다. 이제 조금 안정되면 돌려보내려고 생각 합니다….

지 (바쁜 듯이) OK, OK! 제대로 경과를 관찰하도록 지시하고, 만성 경막하혈종 가능성을 충분히 설명해 둬!

....

지도의에게 프레젠테이션도 무사히 끝났고, 요양 병원 직원에게 설명하고 수액을 마치면 돌려보내려 하였으나 2시간이 경과해도 구토가 개선되지 않았다.

전 음, 역시 머리에 이상이 있나? MRI를 찍는 것이 좋을까.

지 (돌아와서) 아직 구토가 계속되고 있다고? 조금 전에는 바빠서 미안하네.

전 그렇습니다. 아직 토하고 있어 이대로는 돌려보낼 수 없습니다. 조금 애매한 느낌이 들어 MRI가 필요한지 생각하고 있었습니다.

지 CT를 다시 확인해 볼까. (CT를 보고) 나이에 해당되는 뇌위축은 있지만, 출혈은 없는 것 같군. 구토의 다른 원인은 생각했어?

전 아니요…, 넘어지고 구역이 있다고 해서 머리 타박 밖에 생각하지 않아서…. 아, 그러나 처음에 배도 진찰했지만, 특별한 문제가 없을 것 같고, 설사도 하지 않았다고 말하고 있었습니다. 임신 가능성도 없습니다(웃음). 치매가 있어 입원시키면 병동 간호사가 싫어할 것 같아 제토제를 추가하여 돌려보내려고 하는데….

지 조금 기다려! 고령자이므로 제대로 평가하지 않으면 안 되지. 다시 한번 병력을 들어보지.

....

전 선생님, 어제부터 구토하고 있던 것 같습니다. 구토가 있어 위장염일까하고 생각하고 있었는데 오늘 넘어졌다고 합니다. 설사는 없고, 현재 주위에 설사병도 없어 위장염의 가능성은 낮다고 생각합니다. 복부 수술력도 없고, 배도 유연하고, 장폐색도 아니라고 생각합니다.

지 그래, 심전도는 괜찮아?

전 심전도 말입니까? 왜요?

지 왜 넘어졌는지 알아야 하겠지? 구토가 있는데 심근경색일지도 모르지 않은가.

전 예….

지 음, 심근경색으로는 구토가 조금 오래가는지는 모르지만. 그리고 의식 장애도 조금 남아 있지?

전 CT에 출혈은 없었고…. 명확한 마비도 없고, 아, 수막염일까. 그렇지만 체온이 정상이고.

지 고령자에서는 열이 나지 않는 경우도 있지. 고령자는 또한 신체 소견, 자각 소견이 없어도, 담관염이나 신우신염, 요로 결석이 있을 수 있지.

전 아까는 필요없다고 생각하여 검사 하지 않았지만, 혈액검사와 소변 검사, 심전도를 해 보겠습니다!

....

　검사 결과, 심전도에서 ST 변화나 부정맥은 없었다. 혈액검사에서 염증 반응, 간담계 효소 이상은 없었으나 Na 114 mEq/L로 저나트륨혈증이 있었다.

지 저나트륨혈증이라면 구토가 설명되지. 혹시 넘어진 것이 아니라 경련이 있었던 것은 아니가?

....

　요양 병원 직원에게 다시 물었지만 경련의 명확한 에피소드는 확인할 수 없었다. 저나트륨증에 의한 구역·구토(+머리 타박)로 진단하여 정밀 검사 목적으로 입원하였다.

해 설

외래에서 흔히 만나는 구역·구토의 원인으로는 급성 위장염 등의 위장 질환이 가장 많다. 그러나 실제 그 원인은 매우 다양하며, 경증의 self-remitting 질환에 의한 증상에서부터, 한편으로 심근경색이나 뇌출혈 등의 치명적 질환의 초기 증상인 경우도 있다(표 1).

진단 알고리즘이 명확히 정해진 것은 없으나, AGA (The American Gastroenterological Association, 미국소화기학회)의 지침은 구역·구토 환자 진료에 다음 3 단계를 권고하고 있다.

① 탈수나 전해질 이상 등 구역·구토에 의한 증상을 개선한다.

② 원인의 동정과 치료를 시행한다.

③ 만약 원인이 명확하지 않으면 대증요법을 시행한다.

즉, 환자의 전신 상태에 따라 증상이 심하면 상태를 개선시키면서 진단을 진행하라는 것이다. 원인의 동정에는 자세한 병력 청취와 신체 검사가 중요하다. 이때 주의해야 할 것은 다음과 같은 증상이다.

구역·구토의 경고 증상[3] ·
흉통, 심한 복통, 중추 신경 증상, 발열, 면역 억제 상태, 저혈압, 중증 탈수, 고령자

원래 건강한 젊은 사람이라면 위장염에 의한 구토는 발열이 있어도 특별한 정밀 검사는 불필요할 것이다.

어떤 단서가 있으면, 거기서부터 검사를 진행시켜 나간다. 예를 들어 우상복부 통증이 있으면 담관계 질환을 생각하고, 두통이나 현기증이 있으면 중추 신경 질환을 생각한다.

이 환자는 머리 타박에만 주목하여 구역·구토가 언제부터 시작되었는지 제대로 청취하지 않아 헤매게 되었다. 병력 청취와 신체 소견에서 단서를 얻을 수 없는 경우에는 표 2와 같은 검사를 고려한다.

특히 고령자나 당뇨병에서는 심근경색에서도 흉부 증상이 보이지 않는 경우도 있으므로 활력징후에 변화가 없는지 주의가 필요하다.

전해질 이상은 구역·구토의 원인이 될 뿐 아니라 반복된 구토의 결과로 전해질 이상을 일으키는 경

표 1 급성 구역·구토의 원인

위장 질환	위장염, 간염, 식중독 등
약제	화학요법, 항생제, 진통제, 디곡신 등
내장 통증	췌장염, 충수염, 담도 선통, 신 선통, 장관 허혈, 심근경색 등
신경계	미로장애, 편두통, 뇌졸중, 수막염, 두개 내압 항진 등
대사성	임신, 대사성 산증, 요독증, 전해질이상(고칼슘혈증, 저나트륨혈증, 고칼륨혈증), 간
심인성	감정적, 스트레스 등

(문헌 1, 2)

표 2 초기 검사
• 혈액검사: 전혈구 계산, 전해질, 간담도계 효소, 신기능
• 동맥혈액가스(산염기평형 장애가 의심될 때)
• 흉·복부 단순 방사선사진
• 심전도

우가 있다. 어쨌든 구토의 반복에서는 반드시 검사한다.

덧붙여서 이 환자의 저나트륨혈증의 원인은 식욕 부진, 활력 저하에 대해 처방된 3환계 항우울제에 의한 SIADH라 진단했다. 약제 중지, 수분 제한으로 Na 135 mEq/L까지 개선되었다. 담당의에게 문의한 결과 복용 시작 후 2년 정도 경과하였으나 전해질은 검사하지 않아 언제부터 저하되었는지 불분명했다. 증상이 지속된 것은 구토에 대해 시행되었던 수액(진단될 때까지 1 L 투여)의 영향도 있었다고 생각되었다.

진 단

저나트륨혈증에 의한 구역·구토
(→ 휘청거리다 넘어져 머리 타박)

TIPS

★ 지속되는 구역·구토에서 경고 증상이 있으면 정밀 검사를!
★ 머리 타박만 생각하지 말고 병력 청취를!

문헌 》》》

1) Friendman HH/히노하라 시게아키(역): PO 임상 진단 매뉴얼, 제7판. pp 203-206, 메디칼 사이언스 인터내셔널, 2002. 〈프로그램마다 정의와 감별, 접근 기록. 단순한 감별뿐 아니라 각각의 진단적 접근도 게재되어 있다.〉

2) Tierney LM/야마우치 토요아케(역):듣는 기술 대답은 환자에게 있다. pp 239-246, 일경BP사, 2006.

3) Scorza K, et al: Evaluation of nausea and vomiting. Am Fam Physician 76(1):76-84, 2007.

Column **19**

치매는 의외로 많다

이미 고령화 사회가 되었다. 외래에서 짧은 시간 진료하여 전혀 문제 없어 보여도 실은 치매인 환자를 자주 경험한다. 필자처럼 방문 진료를 하여 인근의 정보를 자연히 알고 있는 지역 의사이면, 외래의 인상과는 전혀 다른 생활 상황 속에서 살고 있음을 자주 실감할 수 있으나 병원에서만 외래 진료를 시행하고 있으면 알기 어렵다. 또 치매 환자에 더해 부인이나 남편, 경우에 따라 돌보아주는 자녀에게도 치매가 있는 드문 경우도 있다. 고령자의 진료 시 "뭔가 이상한데"라고 생각하여 치매를 생각할 때부터 치매 진단이 시작된다.

잘못 확신해 버리면 큰일!

증 례

전 전공의,　**지** 지도 전문의

　　토요일 오전 외래, 점심 시간 무렵으로 외래도 끝나가고 있었다. 특이한 병력이 없는 85세 여성이 양쪽 다리 부종을 주소로 인근 병원에서 의뢰되었다. 이야기를 들어보면 평상시에는 혼자 생활하고 있었으며, 1개월 반 전 남동생을 만났을 때 몸은 말랐으나 양쪽 다리 부종이 있음을 알았다고 한다. 양쪽 다리의 부종이 서서히 심해지고, 식사량이 감소되는 경향이 있어 인근 병원에서 진료하여, 중등도의 빈혈이 있으나 원인이 불명하여 진료 의뢰되었다.

　　-외래 종료 후-

전 환자는 약간 피로해 보였으나, 활력징후는 체온 36.8℃, 혈압 133/80 mmHg, 맥박 88회/분(규칙적), 호흡수 15회/분, SpO2 98%로 이상이 없었습니다. 눈꺼풀 결막은 약간 창백하고, 경정맥 충혈은 확실하지 않고, 호흡음에서 양쪽 폐의 잡음은 청취되지 않았습니다. 심잡음은 없고, 간이나 비장이 촉지 되지 않았으나, 하복부에 압통을 동반한 종류상 팽창이 촉지되었습니다. 양쪽 다리에 명확한 압흔성 부종이 있었습니다. 가족력에 설암, 유방암, 자궁암이 있었고, 진단은 확실합니다.

지 음, 좋아…. 그런데 다리 부종의 원인은 뭐라고 생각해?

전 하복부에 종류 모양의 팽창이 있으며, 체중 감소, 식사량 감소의 경과에서 대장암이나 난소암 등의 악성 종양이 원인이고, 빈혈, 영양 불량으로 다리 부종이 생겼다고 생각합니다. 다른 원인을 감별하기 위해 혈액 검사, 흉부 방사선을 시행했으며, Hb 8 g/dL 미만으로 중등도 빈혈이 있으나, 신기능 저하는 없고, 간 효소 상승도 없습니다. 흉부 방사선에서 명확한 심장 확대는 없으나, 다리 부종이 심해 감별을 위해 BNP 추가와 심 초음파 검사를 시행했습니다.

지 악성 종양을 강하게 의심하지만, 만약을 위해 심장을 빈틈없이 감별하려고 했군. 결과는 어땠지?

전 BNP 88 pg/mL로 연령을 고려하면 크게 상승하지 않았고, 심초음파 검사에서도 심수축능 저하는 없었습니다. 다음에 악성 종양 병소를 찾기위해 PET/CT. 위내시경 · 대장내시경 검사를 의뢰하고, 선생님 외래에 예약하고 귀가시키려고 합니다. 선생님 봐주시지요.

지 굉장한 검사 오더구나. 그런데 악성 종양으로 단정하고 있는데 식욕 부진, 다리 부종, 빈혈이라고 하면 무언가 잊은 것은 없어? 갑상선 기능은?

전 예? 갑상선이라구요…? 갑상선 기능 저하증에 의한 부종은 non-pitting edema, 압흔을 동반하지 않는 부종이예요. 이것은 암입니다. 결과가 나오면 소화기내과나 부인과에 의뢰해야지요.

환자가 돌아가고 TSH를 측정했는데 46.3 μIU/mL로 현저히 증가되어 갑상선 기능 저하증에 의한 양쪽 다리 부종으로 진단되었다. 입원 후 갑상선 호르몬 제재를 복용하여 부종은 개선되고, 식사 섭취도 좋아졌다. CT 검사 소견에서 복강내 종류는 없고, 변괴가 많이 있었다. 입원 후 진찰 소견에서 하복부 종류는 촉지되지 않아 초진시 복부 소견은 변괴라고 생각되었다.

해 설

부종 환자에서 먼저 전신 부종과 국소 부종으로 나누는 것이 중요하다. 이 환자처럼 전신 부종에서는, 빈도순으로 심부전, 간경변, 신증후군, 저단백혈증, 약제성 부종, 갑상선 기능 이상, 림프 부종을 생각한다.

심부전에 의한 다리 부종과 갑상선 기능의 영향에 의한 다리 부종의 차이로 압흔을 흔히 말한다. 갑상선 기능 저하증의 부종은 뮤코폴리사카라이드가 피부에 침착되어 발생하며 보통 non-pitting edema가 된다(표 1).

이 환자의 다리 부종은 pitting edema이지만 갑상선 기능 저하와 그에 따른 체액 과잉이 동반되면 전형적인 갑상선 유래 점액 수종 양상이 나타나지 않는 것도 생각할 수 있다. 갑상선 기능 저하에서는 혈관 투과성이 증가하고 항이뇨 호르몬(ADH) 과잉 생산으로 순환 혈액량이 증가한다[1]. 또 임상적으로 부종 및 호흡곤란으로 내원한 환자는 심부전 빈도가 많기 때문에 그쪽으로만 정밀 검사를 진행하는 경향이 있다.

이 환자는 식욕 저하, 체중 감소, 복부 종류, 빈혈의 경과에서 악성 종양만을 고집하여 오진한 사례였다. 부종의 감별에서 갑상선의 존재를 잊지 않아야 한다.

표1 부종의 감별

압흔의 유무	non-pitting edema	림프 부종 점액 부종	외과 수술 후, 갑상선 기능 저하증 등
	pitting edema	상기 이외	심부전, 신부전, 간부전 등
부위	**전신성**	정맥압 항진	심부전, 신부전, 간부전, 폐성심 등
		교질삼투압 저하	신증후군, 저단백혈증(영양 불량)
		약제	NSAIDs, 혈압강하제, 호르몬제, 당뇨병 치료제 등
		점액 수종	갑상선 기능저하증, 그레이브스병
		림프 부종	악성 종양, 외과 수술 후, 방사선 치료후 등
		혈관 부종	유전성 혈관부종, I형 부종
		기타	
	편측성	심부정맥 혈전증	
		봉와직염	
		림프부종	
		정맥판 기능부전	
		기타	

진 단

갑상선 기능 저하증

T I P S

★ 양쪽 다리 부종을 보면 심부전 감별도 필요하지만 갑상선 기능에 대한 검토를 잊지 않는다!

★ Pitting edema라고 갑상선 기능 저하를 배제할 수 없다!

문헌 〉〉〉

1) Cho S, et al: Peripheral edema, Am J Med 113(7):580-586, 2002. 〈부종의 병태 생리에 대해 이해하기 쉬운 그림을 이용하여 감별하고 있다.〉

2) 토쿠다 야스하루: 부종 환자의 진료 요점. medicina 45(11): 1955-1958, 2008. 〈부종 환자의 신체 소견과 요점을 설명하고 있다. 부종 환자의 진료 방법을 배울 수 있다.〉

3) Tierney LM/야마우치 토요아케(역). 듣는 기술 대답은 환자에게 있다. pp 307-314, 일경 BP사, 2006. 〈부종 환자의 문진에서 무엇을 물으면 좋을지 항목을 나누어 설명하고 있다. 요점별 의료 면담을 공부할 수 있다.〉

증례 탐구 CASE 29

82세 여성 연하 곤란

잘 씹어서 삼켜야 한다

증 례

전 전공의, 지 지도 전문의

불안한 표정의 82세 여성이 같이 사는 딸과 함께 외래 진료를 받았다. 어제 저녁 식사 후부터 침을 삼키지 못하고 목이 아프다고 하였다. 입 안에 침이 고여 있었고, 말수가 적었다. 활력징후는 체온 37.2℃, 혈압 128/85 mmHg, 심박 96회/분으로 미열이 있었으나 신체 소견에서 인두 발적은 볼 수 없었다. 목 중앙에 통증이 있었다.

전 고령 여성의 목 통증입니다. 식후에 시작되었다고 말하고, 생선 가시도 박혀있지 않았습니다. 아프기 때문에 침이나 물을 삼키기 어렵지만 해줄 것이 없어 오늘은 대증요법을 하고 돌려보내라 합니다.

지 생선 가시가 걸리면 확실히 목이 아프겠지. 식사력은 확인했나?

전 선생님 생선 종류가 신경 쓰이십니까? 별 수 없이 확인해야 하겠군요.

....

전 식사력은, 점심에는 도미 구이, 저녁 식사에는 튀김(연근, 피망, 가지)과 미역 된장국, 밥이었습니다.

지 특히 박힐 것은 없는 것 같군. 식후라고 하는데, 식사 직후인가? 아니면 잠시 후인가? 갑자기 시작되었나?

전 본인이 저녁 식사 후라고 말했습니다. 그 이상 자세히 묻지는 않았습니다.

지 삼키기를 시작 할 수 없는 것인지, 아니면 삼키면 막히는지, 어느 쪽이지?

전 그런 건 묻지 않았습니다. 생선 가시라면 대단한 것은 아니라고 생각했고, 환자도 별말 하지 않습니다.

지 …증상은 연하 곤란이군. 다른 원인도 의심하여 자세히 살펴보지.

....

딸에게 문진하고 다시 진찰했다.

20시경에 저녁 식사를 먹었다. 그리고 30분 정도 지나서 갑자기 목 왼쪽이 아팠고(갑자기 시작되었는지는 불명), 동시에 침도 삼킬 수 없게 되었다. 가득찬 느낌이나 목히 막히는 것은 없다. 밤에 침이 고여 잘 수 없었다. 다음날 아침에도 침을 완전히 삼킬 수 없어 여러 번 반복했다. 물을 마시면 코로 역류했다. 병력에 뇌경색이 있어, 왼쪽 입 가장자리가 약간 내려와 있으며, 왼쪽 반신의 부분마비는 변화하지 않았다.

진찰 결과, 구음 장애는 없고, 연하 곤란 이외에 새로운 신경학적 이상은 없었다. 딸은 발생 직후에 "뇌경색이 재발했다면 큰일이야"라고 말했다고 한다.

갑자기 발생한 연하 곤란으로 머리 CT에는 이상 없고, 응급 MRI는 예약이 밀려있어 시행 불가. 그리고 신경학적 이상이 없어 이물질을 의심하여 ENT에 후두경 검사를 의뢰했다. 마지못해 동행한 전공의는 후두경 검사 화면을 보고 놀랐다. 후두의 식도 입구에 이물질(둥글게 잘린 연근)이 걸려 있었던 것이다(그림 1). 겸자로 제거하자 증상이 즉시 좋아져 물도 마실 수 있게 되었다.

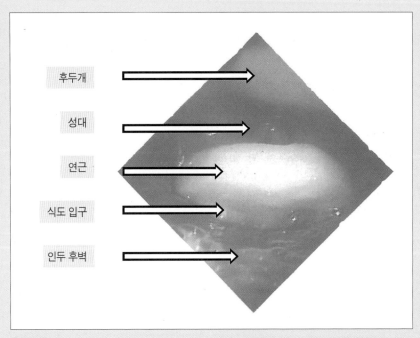

후두개

성대

연근

식도 입구

인두 후벽

그림 1 식도 입구에 걸려있는 연근

표1 연하 곤란의 감별 진단

구강 인두성	신경근육질환	뇌혈관장애, 파킨슨병, 뇌간 종양, 근위축성 측색경화증, 다발성 경화증, 중력근 무력증, 근이양증, 아칼라시아
	기계적 장애	종양, 추골극
식도성	운동 장애	아칼라시아, 미만성 식도경련, 공피증
	기계적 폐색	이물질, 식도암, 대동맥 편위, 종격동 종양, 식도 협착(방사선, 약제성), 하부 식도륜

해 설

　전공의는 식후 통증을 중요시하여 생선 가시를 생각했지만 문제는 연하 곤란에 있었다.

　연하 곤란은 보통 연하시의 기침이나 질식감, 목에서 흉부의 이상 감각을 동반하며, 약 80%의 환자는 병력 청취만으로 원인을 추정할 수 있다. 연하 시작이 어려우며(기침, 질식, 코로 역류) 구강 인두성이고, 연하 후에 음식물이 걸리면 식도성으로 구분된다. 또한 식도성 연하 곤란에서 고형물만 삼키기 어려우면 기계적 폐색, 액체와 고형물이 모두 어려우면 운동장애를 의심한다. 그리고 각각 표 1과 같은 감별 질환을 들 수 있다. 구강 인두성에서 가장 많은 원인은 뇌졸중이며, 급성을 놓치지 않는 주의가 필요하다. 뇌경색 후 고령자에서는 연하 기능 저하 환자가 많으며, 음식물 이외에 틀니(브릿지도)도 삼켜지면 질식이나 종격동염으로 진행되어 치명적이므로 주의가 필요하다. 이 환자는, 후두부에서 막혀있었기 때문에 이물질에도 불구하고 연하 시작이 어려운 비전형적 증상으로 나타났다. 후두 이물질을 간과하여 기도 폐색에 이르면 예후가 나쁘다. 그 밖에 응급성은 작지만 식도암도 신속히 진단해야 할 질환이다.

　이와 같이 연하 곤란은 다양한 기질적 질환의 증상으로 나타날 수 있다. 안이한 진단은 하지 않도록 주의하자.

진 단

이물질에 의한 연하 곤란

T I P S

★ 연하 곤란의 감별을 구강 인두성과 식도성으로 나누어 생각!

★ 연하 곤란은 병력만으로 80%가 진단된다. 자세한 병력 청취에 주의!

문헌 》》》

1) Spieker MR: Evaluating dysphagia. Am Fam Physician 61(12):3639-3648, 2000. 〈연하 곤란의 총설. 진료 알고리즘을 익혀두자.〉

2) Tierney LM, Henderson MC: The patient history: Evidence-based approach. McGraw-Hill, 2005. 〈병력 청취의 바이블이다.〉

Column 20

"밖에 가족이 기다리고 계십니까?"

매우 건강하고 자립한 성인이 아닌 한 환자가 누구와 함께 내원했는지 확인하고 있다. 가족 중에는 왠지 진료 받는 환자 이외에 진료실에 들어오려는 생각이 없는 사람이 있어서, 의사가 부르지 않는 한 대기실에서 숨을 죽이고 있다. 환자를 병원에 데려다 주고 빨리 돌아가는 가족도 있다.

말할 필요 없이, 가족은 환자 자신 다음으로 가장 중요한 정보원이다. 환자를 운전기사나 도우미에게 맡겨 두는 것은 안타까운 일이다.

먼저 "오늘, 누구와 함께 진료 받으러 왔나요" 라고 묻는다. 그리고 가족이 진료실 밖에서 기다리고 있으면 함께 진료실에 들어오도록 한다(물론 환자가 희망하지 않으면 또 다른 문제다). 필요하다고 생각하면, 오늘은 함께 오지 않았어도 "다음 진료에는 함께 와 주세요" 라고 부탁한다. 그러면 가족도 당당히 진료실에 들어 올 것이다.

종례 탐구 CASE **30**	고령자에서 비특이적 증상의 원인은?
84세 여성 호흡곤란	

증례

전 전공의, **지** 지도 전문의

84세 여성이 숨이 차서 외래에서 진료했다. 이야기를 들어보면 2주 정도 전부터 서서히 숨이 차고 권태감이 심해졌다고 하였다. 가족은, "숨이 차고 나른한 것 같으며, 최근에는 별로 걷지 않습니다. 기분이 나쁘다고 말하며, 식사량도 평소보다 줄어들고 있습니다. 그리고 눈 앞이 노랗다고 합니다"라 하였다.

간호사가 측정한 활력징후는, 혈압 154/68 mmHg로 약간 높고, 맥박 88회/분(규칙적)이었다. SpO2도 96%로 정상이고, 호흡수 16회/분이었다.

전공의는 '악화 경향의 호흡곤란'이라고 판단하여, 채혈(심근 효소, BNP 포함), 심전도, 호흡 기능 검사, 흉부 방사선을 오더했다. 심전도의 전흉부 유도에서 ST 저하가 있었으나, 심근 효소는 상승되지 않았고, 순환기내과에 의뢰하여 시행한 심초음파에서 허혈성 심질환을 의심하는 소견은 없었다. D-다이머가 약간 상승되어 최종적으로 흉부 단순 및 조영 CT를 시행했으나 명확한 폐색 색전증이나 대동맥 박리는 없었다.

전혀 원인을 알 수 없어 어떻게 해야할지 모르고 있는데, 수액 주사를 맞던 환자가 "이제 편해졌기 때문에 돌아가고 싶다"고 말해 그대로 귀가시키기로 방침이 결정되었다. 귀가 전에 호흡 상태를 확인했지만 특별한 이상 소견은 없었다.

-외래 종료 후-

전 호흡곤란 환자가 있었습니다. 호흡기 질환과 순환기 질환을 생각했으나, SpO2 저하도 없고, 호흡수도 확인했으나 이상 없었습니다. 무엇이었을까요?

지 호흡수 측정은 좋았군. 그런데 명확한 호흡기 질환이나 순환기 질환은 생각하기 어려운 것 같은데. '호흡곤란'이 확실한 증상이 있다고 해서, 과연 그것이 메인이었을까?

전 음, 아, 그렇게 말씀하시니까, 전신 권태감과 식욕 부진이 있었군요.

지 그렇지. '호흡곤란'이라고 하면 호흡기 질환, 순환기 질환에만 주의하기 쉽지만, 전신 권태감이나 식욕 부진이라면 다른 질환도 감별해야지. 그런데, 눈 앞이 노랗게 보인다는 것은?

전 그것 말입니까? 음, 몰랐습니다. 처음 듣는 증상이고, 별로 의미 없다고 생각해서….

지 감별 질환의 구성에서 먼저 응급성이 높은 질환을 생각하는 것은 중요해. 이번에는 그것은 확실히 했군. 그런데 이 환자처럼 비특이적 증상에 접근하면 감별이 방대해지지. 그것보다는 '노랗게 보인다' 라는 특이적 증상에 접근하는 것도 한 방법이지.

전 알았습니다. 즉시 연락하여 내일 다시 오도록 하겠습니다.

지 꼭 그렇게 해.

....

다음날, 재진 환자에서 자세히 문진했다. 체중 감소는 경도, 흑색변은 없었지만 수 주 전 두근거림이 나타나서 인근 병원에서 약을 처방 받아 복용하고 있는 것으로 판명되었다. 약의 내용은 디곡신(0.25 mg)이었다. 본인 말로 "식사는 점차 못하게 되었지만 약만은 제대로 매일 복용하고 있다" 라고 하였다. 채혈하여 디곡신 혈중농도를 측정하자 3.2 ng/mL로 증가되어 있어, 디지탈리스 중독에 의한 증상을 생각할 수 있었다(표 1). 심전도 변화도 디지탈리스 효과라고 생각할 수 있었다. 디지탈리스 중독을 조사하자 증상에 '황시' 가 있었다.

표 1 디지탈리스 중독의 심전도 변화

① '동결절 이외에서 비정상적 흥분 기원 출현' 과 '방실전도 장애' 가 디지탈리스 중독의 본태이나, 어떤 부정맥도 나타날 수 있다.
   예) 심실성 기외수축(PVC), 동성 서맥, 방실블록을 동반한 심방빈맥(PAT with block), 심실성 2단맥, 접합부 조율, 다양한 정도의 방실블록, 심실빈맥, 심실세동 등.

② 디지탈리스 효과라고 부르는 T파 변화(평탄화나 역전), QT 간격 단축, ST 강하, U파 출현 등은 장기간에 걸친 디지탈리스 사용에서 흔히 나타나지만 디지탈리스 중독에 특이성은 없다.

③ 심전도 변화 자체가 전형적인 것은 아니기 때문에 임상 증상으로 의심하는 것이 중요하다. T파나 ST 변화가 있으면 디지탈리스 효과를 고려하여 구체적인 병력과 복용력 청취가 필요하다.

해 설

이 환자는 호흡곤란이라는 주소에 대해 각종 검사를 시행하였으나 당장 진단에 이르지 못한 디지탈리스 중독 1례이다. 감별 진단의 진행 방법은 다양하며, 이 전공의처럼 응급성이 높은 질환을 must rule out으로 감별해 나가는 과정은 매우 중요하다.

한편 비특이적 증상이 메인인 경우에는 방대한 감별 질환을 생각해야 하므로 좀처럼 확정 진단에 이르지 못하는 일도 자주 경험한다. 그럴 때는 특이적 증상으로 snap diagnosis가 중요하다. 이 환자는 황시라는 특이 증상이 있었다. 황시의 원인이 되는 질환은 한정되어 있으며, 백내장, 경도의 초자체 출혈, 맹맥락막염, 산토닌(회충약), 디지탈리스(강심제) 등의 약제성이 알려져 있다. 이쪽에서 접근하면 진단에 가까워지는 것이 빠르다.

디지탈리스 중독은 고령자에서 식욕 부진의 원인으로 자주 볼 수 있다. 디지탈리스 중독에 의한 증상은, 식욕 저하, 구역·구토, 설사, 복통 등의 위장 증상에 더해 우울, 불면 등의 정신 증상이나, 황시·녹시 등의 시각 증상을 포함하여 매우 다양한 임상 증상이 나타난다.

저칼륨혈증이나 저마그네슘혈증, 고칼슘혈증 등은 디지탈리스의 약리 작용을 증가시키는 것으로 알려져 있으며, 고리 이뇨제나 칼슘 길항제, β-차단제 등은 흔히 병용하는 경우가 많기 때문에 주의가 필요하다[1].

고령자에서 흔히 디곡신 사용에 주의가 필요하다. 디곡신의 혈중 치료 농도는 0.8~2.0 ng/mL로 되어 있으나, 저칼륨혈증이 동반된 경우 등에서 이러한 치료 농도에서도 중독을 일으킬 수 있다. 최근, 혈중 농도를 0.5~0.8 ng/mL 이하로 유지하여 심부전 환자의 예후가 좋았다는 보고[2]가 있다. 또 75세 이상의 고령자에서 디곡신 투여량을 0.15 mg/일 미만으로 권장하고 있다[3]. 어쨌든 고령자에서 안이한 디곡신 투여에 주의하고, 투여하면 혈중 농도 확인이 필수적이다. 고령자에서 식욕 부진이나 원인 불명의 시각 증상이 있으면 약제 복용력 확인이 중요하다.

진 단

디지탈리스 중독

TIPS

★ 주소가 많은 경우에는 보다 특이 증상으로 접근!

★ 고령자의 식욕 부진, 시각 증상에서 디지탈리스 중독을 고려!

문헌 》》》

1) 무라카와 유니: 순환기 치료제 매뉴얼. 약물 치료 감각을 몸에 익힌다. 메디칼 사이언스 인터내셔널, 2003. 〈순환기 치료제에 대한 자세한 사용법과 주의점이 충실히 기재되어 있다.〉

2) Rathore SS, et al: Association of serum digoxin concentration and outcomes in patients with heart failure. JAMA 289(7):871-878, 2003. 〈EF 45% 이하의 남성 만성 심부전 환자에서 디곡신의 혈중 농도 0.5~0.8 ng/mL에서 사망률이 가장 낮았고, 0.9~ 1.1 ng/mL군, 〉 1.2 ng/mL군에서 유의한 사망률 상승이 있었다.〉

3) 일본 노년의학회(편): 고령자의 안전한 약물 요법 지침. 2005 메디칼리뷰사, 2005. 〈고령자에서 약물 치료 지표를 나타낸 지침이다.〉

Column 21

돌아간 환자를 다시 부르는 방법

　외래 진료후 지도의에게 환자를 프레젠테이션 했을 때, 지도의의 안색이 바뀌어, "이봐! 그런 환자가 돌아갔다구? 난처하군. 당장 불러오지 않으면…"이라는 상황은, 외래 경험이 많지 않았을 때 가끔 볼 수 있는 풍경이다. 그래도 이 시점에서 깨달은 것은, 전혀 눈치채지 못한 것보다는 좋다고 말할 수 있다. 이 단계에서, 환자에게 전화하여 바로 내원하게 하는 것은 무척 나쁜 상황이 될 수도 있다. 그러나 그래도 환자에게 솔직히 "그 후 여러 의사가 검토했는데 자주 진료하는 편이 좋다는 의견이 있어 힘드시겠지만 한번 더 오시기 바랍니다"고 말하는 것이 좋다. 결과적으로는 아무것도 아닌 경우에도 이런 경험을 하게 한 병력이나 증상은 결코 잊지 않게 되어 '다시 불러온' 경험은 자신에게 도움이 된다.

증례 탐구 CASE 31

88세 여성 식욕 부진

아프다는 말이 없어서…

증 례

전 전공의, **지** 지도 전문의

평소의 당뇨병으로 약을 복용하고 있던 88세 여성이 딸과 함께 외래에 왔다. 오늘 아침부터 식욕이 없다고 한다. 오늘 아침부터 식욕이 없어 내원했다고? 라고 생각하면서 진찰을 시작했다.

딸은, "어제까지 건강했습니다만, 오늘 아침부터 갑자기 식욕이 없다고 녹초가 되어 있습니다" 라고 말했다.

활력징후에서, 혈압 124/68 mmHg, 맥박 52회/분, SpO2 96%, 체온 37.2℃이며, 진찰에서 특별한 이상은 없었다. 당뇨병 환자이므로 혈당치를 확인했으나, 수시 혈당 165 mg/dL로 이상이 없었다. 약간의 구역이 있고, 미열도 있어, "설사는 없지만, 위장염의 시작 단계입니다! 계속되면 혈액검사, 초음파, 위내시경 검사를 생각합시다" 라고 말하여 귀가시켰다.

-외래 종료 후-

전 오늘 아침부터의 식욕 저하라고 말합니다! 그래서 바로 왔는데 무엇인지 알 수 없었습니다.

지 글쎄, 그런데 평상시와 다른 것이 있지 않았을까?

전 그랬을까요…

지 혈당치 측정은 좋았어. 저혈당 가능성이 있지. 그런데 이 환자가 정말로 위장염일까?

전 아니 잘 모르겠지만…. 오늘 아침부터라는 말을 들어서 알 수 없어요. 그래도 뭐 계속된다면 그렇다고 생각합니다!

지 맥이 조금 늦은 것 같은데 평상시에는 어땠어?

전 (정말 끈질기구나…) 평상시 말입니까…, 잠시 기다려 주세요. 음, 평상시에는 80~90회/분 정도였습니다.

지 새로 복용 시작한 약은 없지요?

전 β-차단제는 없는 것 같습니다.

지 고령 여성, 당뇨병, 식욕 부진, 서맥⋯. 지금 당장 환자에게 연락해서 즉시 돌아와 진료 받도록 해!

전 ???

⋯⋯⋯⋯⋯

지도의는 돌아온 환자에게 즉시 심전도를 찍도록 지시했다. 심전도에서 II, III, aVF의 ST 상승과 동성 서맥을 확인하여 심근 하벽경색이 의심되었다. 응급 센터에 연락하여 초기 치료를 시행하면서 후송하였다. 그 후 순환기 센터에서 심장 조영술 결과 오른쪽 관상동맥의 완전 협착에 의한 하벽경색으로 진단되었다.

해 설

이 환자는 흉통 증상이 없는 심근경색이며, 식욕 부진과 서맥이 진단에 결정적 요소가 된 환자였다.

흔한 질환의 전형적 예시를 기억해 두는 것은 기본적으로 가장 중요한 일이지만, 비전형적 예시를 알아 두는 것도 동시에 중요하다. 특히 이 환자처럼 심근경색 같은 치명적 질환의 간과는 가능한 피해야 한다. 특히 고령자에서는 질환에 따라 전형적 증상을 나타내지 않는 환자가 많다는 것을 기억해 둘 필요가 있다.

심근경색 430,000례를 리뷰한 연구에 의하면, 흉통이 없는 심근경색이 1/3이었다는 보고가 있다[1]. 흉통이 없는 환자는, 호흡곤란, 구역·구토, 두근거림, 실신 등이 주 증상이며, ① 여성, ② 당뇨병, ③ 고령자 등이 흉통 없는 환자의 위험인자이다. 이 환자는 이런 조건에 모두 해당되며, 흉통이 없다고 심근경색을 감별할 수 없다. '흉통이 없다' 고 진단 및 치료가 지연되어, 최종적으로 증상이 있는 심근경색에 비해 사망률이 높았다는 보고가 있어[1], 전형적 흉통 환자는 물론, 비전형 예도 놓치지 말하야 한다.

특히 하벽경색에서는, 서맥이나 저혈압, 위장 증상 등 부교감 신경의 과긴장에 의한 증상이 심하게 나와 Bezold-Jarisch 반사라고 부른다. 이것은 1867년 vonBezold와 Hirt가 보고한[2] 고전적 반사이며, 심장의 기계 수용기 자극에 의해 미주신경 구심로를 통해 중추성 교감신경 억제와 부교감 신경 자극이 일어난 결과, 말초 혈관 확장과 서맥으로 혈압 저하를 일으키는 반사이다. 하벽에는 부교감 신경이 풍부하게 분포하여, 하벽경색에서는 이 반사가 일어나기 쉽다. 이 환자의 서맥이나 위장 증상도 이 반사에 의한 것으로 생각할 수 있으며, 기억해 두면 손해가 없다.

진 단

급성 심근경색(하벽경색)

T I P S

★ 여성, 당뇨병, 고령자는 흉통이 없는 심근경색의 위험인자!

★ 하벽경색의 Bezold-Jarisch 반사를 기억해 두자!

문헌 》》》

1) John GC, et al: Prevalence, clinical characteristics, and mortality among patients with myocardial infarction presenting without chest pain. JAMA 283(24):3223-3229, 2000. 〈흉통 없는 심근경색 위험이 여성, 당뇨병, 고령자인 것을 밝힌 심근경색 430,000례의 리뷰. 증상이 없음이 진료, 치료의 지연 및 사망률의 상승에 관련된 것을 보여주고 있다.〉

2) vonBezold A, Hirt L: Untevs, Physiol Lab Wurzburg 1:75-156, 1867. 〈1867년 Bezold 등이 화학물질 베라트람 알카로이드를 정맥주사하여 저혈압, 서맥이 일어나는 것을 관찰한 연구. 이것을 Bezold-Jarisch 반사라고 한다.〉

3) 하야시 히로유키(편) 일상 진료의 도움 Q&A 100- 응급 · 외래 · 당직에서 만나는 곤란한 경험에 근거로 대답. pp 30-31, 양토사, 2005. 〈급성 심근경색에서 간과하기 쉬운 고위험군에 대해 설명한 양서이다.〉

Column 22

고령자의 바지를 벗긴다

고령자의 복통 특히 여성에서 폐쇄공 탈장의 감돈이 있는 경우가 있다. 치매가 있으면 복통을 명확히 호소하지 못하고, 구토, 식욕 부진, 변비, 미열 또는 "웬지 모르게 기운이 없다" 같은 증상으로 외래에 오는 경우가 있다. 겨울철에 특히 여러 벌을 껴입고 있으면 복부 촉진도 어려운데, 바지를 충분히 내릴 수 없어 탈장을 간과하게 된다. 특히 고령 여성에서 복부 증상이 있으면 귀찮아하지 말고 가능한 한 바지를 충분히 노출할 수 있는 곳까지 내려 촉진하는 것이 중요하다.

Epilogue

의학은 어디까지나 불완전한 학문이다. 아무리 과학이 발전하여, 최고의 의료 설비로 가장 뛰어난 의료 스태프가 진료를 담당하더라도, 항상 100% 정확한 진단이 붙을 수는 없다. 이 책의 서두에서부터 '돌아가면 안 되는 환자' 를 어떻게 하면 분별할 수 있을까에 대해 계속 써놓고, 마지막으로 이렇게 말하는 것이 어색하지만, 유감스럽게도 이러한 결론은 사실이다.

그런데도 우리는 돌아가면 안 되는 환자를 돌려보내는 일이 발생한다.

*

필자가 전공의였던 1990년대에는 외래 컨퍼런스가 대부분의 병원에서 시행되지 않았다. 병동이나 응급실에서 어느 정도 경험을 쌓으면 어떤 교육도 받지 않고 갑자기 외래 진료를 담당했으며, 어떤 피드백도 받지 않고 진료하는 의사가 대부분을 차지하고 있었다. 그런 중에서도 다행히 필자는 외래 수련을 받을 수 있었던 얼마 안되는 전공의 중 하나였다. 외래 컨퍼런스에서 그 날 진료한 환자를 프레젠테이션할 때 지도의의 얼굴이 갑자기 험악해지며 "환자를 죽일 생각이냐? 당장 돌아오라고해!" 라는 말을 듣고, 새파랗게 질려 전화를 걸었던 경험. "자네가 3일 전에 본 환자가 실은…" 이라고 이후 경과를 들었던 경험. 조금 전에 걸어서 돌아갔던 환자가 구급차로 후송되어 와 가슴이 미어졌던 느낌을 받은 적도 있다. 그 중에는 아슬아슬하게 도움을 받은 환자가 있으나, 유감스럽게 불행한 예후를 밟았던 환자도 있다. 이렇게 씁쓸한 경험이 있지만, 아니, 씁쓸한 경험이기 때문에 더욱, 지금도 1례, 1례를 명확히 기억하고 있다. 부끄럽지만 그 대부분은 이 책에 제시하고 있으며, 지금까지 다른 책에서도 반복하여 지적하고 있다.

우리가 진료하는 환자의 대부분은 '돌아가도 좋은 환자' 이다. 그러나 그 중에는 확실히 '돌아가면 안 되는 환자' 가 있다. 돌려보낼지 어떨지는, 최종적으로 우리의 판단으로 정해지기 때문에 그 판단에서 약간의 잘못이 환자를 구할 수 있는지 아닌지를 나누는 길이 되고 만다.

필자는 지금 지역 병원에서 진료를 하고 있으며, 상급 병원에서 진료를 받고 '돌려보내진 환자' 를 지역에서 다시 진료하기도 한다. 그리고 가끔 '사실은 돌아가면 안 되었던 환자' 를 만나는 경우가 있다. 그 대부분, 문진이나 진찰의 불충분함이 원인이지만, 결국은 담당한 의사가 가진 '이 사람은 돌아가면 안 될지도 모른다' 라는 감각, 즉 임상 에서 '육감' 을 읽어내는 힘이 부족한 것은 아닌가, 라고 느끼고 있다. 그리고 그 감각은 훈련과 피드백을 통해서만 길러진다고 강하게 믿고 있다.

따라서 이 책의 마지막에서 다시 한번 강조하고자 한다.

외래 진료는 '돌아가면 안 되는 환자'를 돌아가게할 위험을 가지고 있다. 그러니까 외래 진료 트레이닝이 반드시 필요하다.

*

이 책의 집필에 많은 사람의 도움을 받았다. 특히 3장은, 자신이 경험한 '돌아가면 안 되는 환자'에 대해 외래 프레젠테이션 분위기를 가능한 한 그대로 표현하도록 집필을 부탁했다. 바쁜 중에서도 무리한 요청을 기분 좋게 맡아 준 여러 병원 선생님들께 진심으로 감사의 말씀을 드리고 싶다. 또 멋진 그림을 그려주고, 게으름을 피우는 우리를 이끌어준 의학서원 편집부에 감사의 뜻을 바치고 싶다. 또한 우리를 항상 따뜻하게 지켜봐 주는 가족에 대한 진심 어린 감사를 여기에 기록하고 싶다.

이 책에서는, 외래에 임하는 젊은 선생님들에게 중요한 '감'을 전하기 위해, 가능한 '외래 진료의 현장 감각'을 앞에 내세우는 것을 우선하였으며, 그 결과 '예의 없는' 표현이 포함되어 있다. 이 책에 대한 비판, 지적을 편집자의 책임으로 받을 각오가 되어 있다.

마지막으로 이 책을, 미숙했던 우리에 의해 돌아갔었던 '사실 돌아가면 안 되었던 환자'에게 진심으로 미안한 마음을 담아 바친다. 그런 환자가 한 명이라도 적어지도록 우리의 졸업 전후 교육에서 외래진료 트레이닝이 더욱 확충되어 가기를 간절히 바란다.

Index

ㅂ

ㅅ